突发公共事件紧急救援系列丛书

# 突发传染病事件
# 紧急救援手册

国家减灾委员会办公室　编

中国社会出版社

## 《突发公共事件紧急救援系列丛书》
## 撰稿及审读专家名单

**生物灾害紧急救援手册**
撰稿　金燕娇　　审读专家　贺　伟

**泥石流灾害紧急救援手册**
撰稿　傅雨飞　　审读专家　吕　娟　刘传正

**水旱灾害紧急救援手册**
撰稿　梁　洁　　审读专家　吕　娟　杨勤业

**森林火灾紧急救援手册**
撰稿　罗鸿彦　　审读专家　高建国　范维澄

**雪灾紧急救援手册**
撰稿　张　坤　　审读专家　吕　娟　张　强　高建国

**地震灾害紧急救援手册**
撰稿　江　淼　　审读专家　高建国　杨勤业

**食品安全事件紧急救援手册**
撰稿　冯　英　李勇山　　审读专家　孙忠富

**突发传染病事件紧急救援手册**
撰稿　张洪存　　审读专家　俞东征　杨德慧

**国家突发重大动物疫情紧急救援手册**
撰稿　庞　平　王李梁　　审读专家　杨德慧

**交通运输事故紧急救援手册**
撰稿　李文杰　　审读专家　王克海

**突发性环境污染事故和生态破坏事件紧急救援手册**
撰稿　高恩新　李瑞昌　　审读专家　杨勤业

# 前　言

2008年5月12日，中国汶川发生了里氏8级的大地震。举世罕见的自然灾难强烈地震撼了国人的心。于是，“一方有难，八方支援”，在很长一段时间内，全国人民的注意力几乎全部集中在灾后救援与灾后重建之中。不可否认，灾难的历史几乎与人类历史一样的漫长，这其中有地震、滑坡、泥石流等自然灾害；也有矿难、恶性交通事故、火灾、环境破坏、灾难性踩踏事件等人为或技术的灾难；还有从公元6世纪遍及全世界的“黑死病”（鼠疫），18世纪出现的霍乱，19世纪的炭疽，20世纪的埃博拉病毒、禽流感、艾滋病毒、疯牛病、亨德拉病毒、汉坦病毒、尼巴病毒，到21世纪初的SARS病毒、猴痘、猪链球菌等人类与动物的疾病史；更有战乱频繁，群体性问题凸显，以及以美国“9·11”为标志的超越传统国家安全的恐怖袭击等等。全球化时代与信息化时代的到来，并没有减少风险的存在，相反，风险依然如影随形，无处不在，无时不有，人类社会越来越面临着生存环境的考验。而在风险和灾难面前，人类总是显得非常脆弱。

上述灾难都属于突发公共事件，包括自然灾害、事故灾难、公共卫生事件和社会安全事件。其共同的特征是突发性、紧急性、迅速蔓延性、高度不确定性、影响的社会性以及非程序化决策等特点。它往往对社会系统的基本价值和行为准则产生严重威胁，因而要求在时间压力和不确定性极高的情况下，必须作出关键决策和处置。“应急管理”、“危机管理”等就是这样一套超越常态组织管理的理念、规范和能力。建立健全社会预警体系，增强突发公共事件紧急救援能力，最大限度地减少突发公共事件造成的损害，保障公共安全与社会稳定，既是贯彻落实科学发展观，构建社会主义和谐社会的具体体现，也是全面履行政府职能、加快建设小康社会的迫切需要。长期以来，我国党和政府在处置突发公共事件过程中积累了丰富经验。特别是在2003年“非典”之后，我国明显加快了突发公共事件立法及相关应急预案出台的步伐，各级政府也相继制定了有关自然灾害、事故灾难、公共卫生事件和社会安全事件的应急预案。2007年11月1日，《中华人民共和国突发事件应对法》正式实施，并专设“应急处置与救援”一章。应急管理工作取得了显著成效。然而，在社会转型期与风险社会的不确定因素增加的背景下，我国宏观层面的突发事件应对体系建设仍存在诸多不足之处，而具体层面的紧急救援体系也正面临着日益严峻的挑战。

基于上述考虑，为总结经验教训，提高救援效率，确保有备无患，我们组织应急管理领域知名学者专家倾力编写《突发公共事件紧急救援系列丛书》。本套系列丛书分为自然灾害类、事故灾难类和公共卫生类三大类。自然灾害类包括《水旱灾害紧急救援手册》、《雪灾紧急救援手册》、《地震灾害紧急救援手册》、《泥石流灾害紧急救援手册》、《生物灾害紧急救援手册》、《森林火灾紧急救援手册》；事故灾难类包括《交通运输事故紧急救援手册》、《突发性环境污染和生态破坏事件紧急救援手册》；公共卫生类包括《突发传染病事件紧急救援手册》、《食品安全事件紧急救援手册》、《国家突发重大动物疫情紧急救援手册》。本套丛书是在突发公共事件紧急管理中如何指挥、管理、协调应急资源和应急行动的总体计划和程序规范。本套丛书的编写人员分别来自复旦大学、中国政法大学、北京科技大学、中国农业大学、华东理工大学、中国民航大学、北京铁路局、承德市第五医院等高校或相关单位的专家学者。在编写过程中，本套丛书系列教材严格遵循国家有关部门颁布的突发公共事件相关法规、政策和预案以及行业管理规定，并结合我国社会发展的实际，对突发公共事件的紧急救援现状和趋势进行深入细致的调查研究，从中发现和总结处置突发公共事件的规律和特点，以帮助读者在短时间内迅速获得紧急救援知识为目的，注重培养读者解决实际紧急救援问题的能力。

本套丛书是国内第一套面向基层干部和群众的突发公共事件紧急救援简明读本。具有以下几个特点：

(1) 追求普及性、操作性、准确性和全面性，重点突出，方法技巧简洁明快，工作程序和过程严谨。

(2) 编写内容涵盖突发公共事件紧急救援的基本要素，如会商、启动预案、通告与联络、实施、后续安抚与追查责任。每部分中间设一两个小的案例，以便让读者认识每个环节的基本操作。每部分最后设小结，简短描述本部分的结构，并用图示意操作流程。

(3) 考虑到受众面，力求文笔生动，本土化色彩浓厚，可读性强，避免难懂的学术词汇或学理分析；同时，准确把握专有名词等。

我们希望读者特别是基层干部通过本套丛书的学习，能够从加强党的执政能力、全面履行政府职能和为人民负责的高度，充分认识新形势下加强突发公共事件处置工作的重要性、长期性和紧迫性，认真学习贯彻国家颁布的突发公共事件应急法规及预案，并通过本套丛书熟练掌握处置突发公共事件的工作原则、主要内容、操作程序和保障要求，不断提高政府部门处置和应对突发公共事件的能力，建立健全突发公共事件应急机制，从而在紧急救援中实现职责明确、密切配合、反应及时、规范有序、快速高效，并从实践中坚持预防与应急相结合，常态与非常态相结合，推动应对和处置突发公共事件的工作规范化、制度化、法制化，正确认识突发公共事件处置工作与经济社会发展的关系，切实担负起处置突发公共事件的职责，更好地实现科学发展与更好地构建社会主义和谐社会。

我们相信，通过本套丛书的系统学习，广大读者定能增强忧患意识，防患于未然，并在真正意义上提高突发公共事件紧急救援能力，从容应对风险挑战。需要指出的是，本套丛书吸取了突发公共事件紧急救援领域的诸多学术成果，并尽可能地进行了参考文献的标注，我们在此也对这些专家学者表示敬意。同时，本套丛书虽经精心编写，但因时间仓促，错漏之处在所难免，欢迎广大读者批评指正，我们将再接再厉，为将来进一步修订打下良好基础。

编　者

2010 年 5 月

# 目　　录

# 一、概　　述

疾病控制及卫生监督部门接到传染病报告后，迅速核实信息、评估疫情并向属地政府报告，由政府及卫生行政部门会商对策方案。我国目前传染病疫情分级采用了突发性公共卫生事件的分级标准，传染病疫情也是突发性公共卫生事件的重要组成部分。传染病发生、发展达到了一定程度或规模称为突发性公共卫生事件，只有达到了突发性公共卫生事件的标准才需要紧急救援。

具体包括以下几个方面：

## 1. 突发性公共卫生事件的定义和特征

（1）《突发公共卫生事件应急条例》将突发性公共卫生事件定义为：突然发生，造成或者可能造成社会公众健康严重损害的重大传染病疫情、群体性不明原因疾病、重大食物和职业中毒以及其他严重影响公众健康的事件。

（2）突发性公共卫生事件应具备以下特点：

①突发性和意外性 ：突发性公共卫生事件发生突然，较

难预测，有的甚至不可预测。

②群体性或社区危害性：突发性公共卫生事件往往同时波及多人甚至整个工作或生活的群体。

③对社会危害的严重性：由于其发生突然，累及数众，损失巨大，往往引起舆论哗然，社会惊恐不安，危害相当严重。

④处理的综合性和系统性：由于突发性公共卫生事件发生突然，其现场抢救、控制和转运救治、原因调查和善后处理涉及多系统多部门，政策性强，必须在政府领导下综合协调处理，才能稳妥。

下列河北省承德市某餐馆 5 名就餐者，食后出现腹泻，就达不到突发性公共卫生事件标准：

**一般肠道传染病**

2007 年 8 月，河北省承德市某餐馆，先后有 5 名就餐者食用海带后约 4～6 小时，分别发生腹泻，腹痛，经医院一般治疗很快痊愈。经卫生、疾控部门认定为，海带保存不善，被副溶血性狐菌污染所致，给予封存销毁，未有新病例出现，不能称为突发性公共卫生事件。

而 2006 年 6 月河北省承德市某宾馆，婚宴就食者中，先后有 38 人出现腹泻、呕吐等症状，由于发病人数符合 5 天内同一地点发病超过 30 例，构成一般性突发性公共卫生事件。

**突发性公共卫生事件**

2006年6月一天，河北省承德市某宾馆，中午的婚宴就食者中，在餐后8到12小时内，先后有38位就餐者出现恶心、呕吐、腹痛、腹泻等症状。

当地疾控部门，经调查、采样后，认定为宾馆餐厅剩米饭被蜡样芽孢杆菌污染所致。患者经及时治疗，两天内全部治愈，未造成严重后果。因发病人数超过30人，构成一般性突发性公共卫生事件。

## 2. 突发性公共卫生事件的分类

发生了突发性公共卫生事件，首先要对它进行分级和分类，以便人们采取不同方法和形式作出处理。

像重大传染病疫情；群体性不明原因疾病；重大食物中毒和职业中毒；新发传染性疾病；群体性预防接种反应和群体性药物反应；重大环境污染事故、核事故和放射事故；生物、生化、核辐射恐怖事件；自然灾害导致的人员伤亡和疾病流行，以及其他影响公众健康的事件都是我们常见的分类。

重大传染病疫情，是指某种传染病在短时间内发生、波及范围广泛，出现大量的病人或死亡病例，其发病率远远超过常年的发病率水平。如1988年，在上海发生的甲型肝炎暴发等。

突发性公共卫生事件是如何界定的呢?

通常为：以区（县）为单位发生下列情况之一者为重大突发性公共卫生事件：

（1）鼠疫 1 例、霍乱首例或爆发；

（2）肺炭疽首例或连续出现 2 例以上；

（3）五天内发生肝炎 25 例、伤寒或副伤寒 5 例、痢疾 50 例、出血热 3 例、流脑 10 例、乙脑 10 例、临床确诊脊髓灰质炎 1 例、狂犬致伤 3 人、艾滋病 1 例、食物中毒 30 例；

（4）导致死亡 1 例以上的传染病或食物中毒；

（5）在重大活动期间或特殊地区发生的传染病或食物中毒；

（6）肠出血性大肠杆菌 $O_{157}$：$H_7$ 感染性腹泻等新发现传染病的爆发；

（7）需要多部门参与控制的人畜共患传染病等或发生在重大自然灾害地区的传染病和意外事故；

（8）急性职业中毒并发生 3 人或死亡 1 人，职业性炭疽 1 人以上；

（9）预防接种反应（事故）导致死亡或确认与预防接种直接相关的群体性癔病；

（10）重大生物和生化污染、放射事故；

（11）学生预防性投药不良反应同时发生 30 人或死亡 1 人以上；

（12）局部地区短期内发生多例患不明原因的疾病或死亡；

（13）医院或实验室感染爆发；

（14）使用伪劣化妆品出现多例严重不良反应患者；

（15）异常出现的病媒昆虫、动物；

（16）上级交办的其它需参与相关工作的突发性公共卫生事件。

以上16种情况的出现均可称为突发性公共卫生事件。

## 3. 突发性公共卫生事件的分级

根据突发性公共卫生事件性质、危害程度、涉及范围，突发性公共卫生事件划分为特别重大（Ⅰ级）、重大（Ⅱ）、较大（Ⅲ级）、一般（Ⅳ级）四个等级。政府及卫生行政部门根据分级作出相应反应。

（1）特别重大突发性公共卫生事件（Ⅰ级）

有下列情形之一的为特别重大突发性公共卫生事件（Ⅰ级）：

①肺鼠疫、肺炭疽在大、中城市发生并有扩散趋势，或肺鼠疫、肺炭疽疫情波及2个以上的省份，并有进一步扩散趋势。

②发生传染性非典型肺炎、人感染高致病性禽流感病例，并有扩散趋势。

③涉及多个省份的群体性不明原因疾病，并有扩散趋势。

④发生新传染病或我国尚未发现的传染病发生或传入，并

有扩散趋势，或发现我国已消灭的传染病重新流行。

⑤发生烈性病菌株、毒株、致病因子等丢失事件。

⑥周边以及与我国通航的国家和地区发生特大传染病疫情，并出现输入性病例，严重危及我国公共卫生安全的事件。

⑦国务院卫生行政部门认定的其它特别重大突发性公共卫生事件。

（2）重大突发性公共卫生事件（Ⅱ级）

有下列情形之一的为重大突发性公共卫生事件（Ⅱ级）：

①在一个县（市）行政区域内，一个平均潜伏期（6 天）发生 5 例以上肺鼠疫、肺炭疽病例，或者相关联的疫情波及 2 个以上的县（市）。

②发生传染性非典型肺炎、人感染高致病性禽流感病例。

③腺鼠疫发生流行，在一个市（地）行政区域内，一个平均潜伏期内多点连续发病 20 例以上，或流行范围波及 2 个以上市（地）。

④霍乱在一个市（地）行政区域内流行，一周内发病 30 例以上，或波及 2 个以上市（地），并有扩散趋势。

⑤乙类、丙类传染病波及 2 个县（市），一周内发病水平超过 5 年同期平均发病水平 2 倍以上。

⑥我国尚未发现的传染病发生或传入，尚未造成扩散。

⑦发生群体性不明原因疾病，扩散到县（市）以外的地区。

⑧发生重大医源性感染事件。

⑨预防接种反应或群体预防性服药出现人员死亡。

⑩一次食物中毒人数超过 100 人并出现死亡病例，或出现 10 例以上死亡病例。

⑪一次发生急性职业中毒 50 人以上，或死亡 5 人以上。

⑫境内外隐匿运输、邮寄烈性生物病原体、生物毒素造成我境内人员感染或死亡的。

⑬省级以上人民政府卫生行政部门认定的其它重大突发性公共卫生事件。

（3）较大突发性公共卫生事件（Ⅲ级）

有下列情形之一的为较大突发性公共卫生事件（Ⅲ级）：

①发生肺鼠疫、肺炭疽病例，一个平均潜伏期内病例数未超过 5 例，流行范围在一个县（市）行政区内。

②腺鼠疫发生流行，在一个县（市）行政区内，一个平均潜伏期内连续发病 10 例以上，或波及 2 个以上县（市）。

③霍乱在一个县（市）行政区域内发生，一周内发病10～29 例，或波及 2 个以上县（市），或市（地）级以上城市的市区首次发生。

④一周内在一个县（市）行政区域内，乙、丙类传染病发病水平超过前 5 年同期平均发病水平 1 倍以上。

⑤在一个县（市）行政区域内发现群体性不明原因疾病。

⑥一次食物中毒人数超过 100 人，或出现死亡病例。

⑦预防接种反应或群体预防性服药出现群体性心因反应或不良反应。

⑧一次发生急性职业中毒 10～49 人，或死亡 4 例以下。

⑨市（地）级以上人民政府卫生行政部门认定的其它较大突发性公共卫生事件。

（3）一般突发性公共卫生事件（Ⅳ级）

有下列情形之一的为一般突发性公共卫生事件（Ⅳ级）：

①腺鼠疫在一个县（市）行政区内发生，一个平均潜伏期内病例数未超过 10 例。

②霍乱在一个县（市）行政区域内发生，一周内发病 9 例以下。

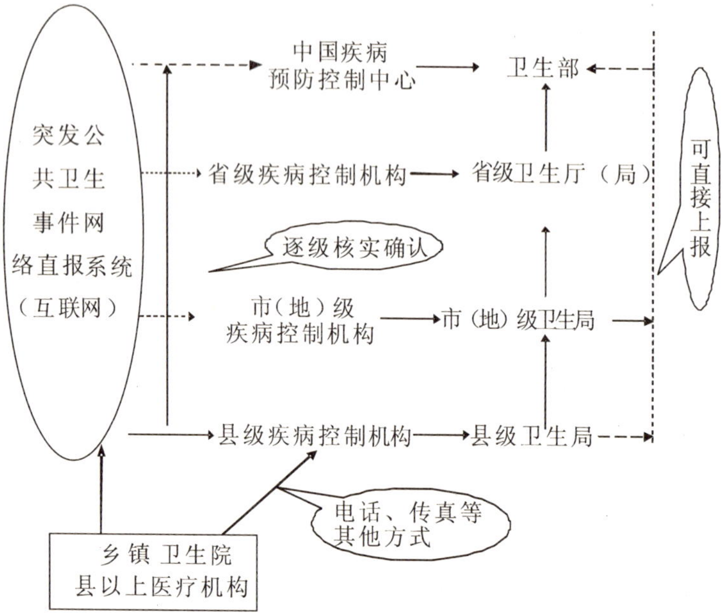


**图 1—1　突发性公共卫生事件报告系统示意图**

③一次食物中毒人数 30～99 人，未出现死亡病例。

④一次发生急性职业中毒 9 人以下，未出现死亡病例。

⑤县级以上人民政府卫生行政部门认定的其它一般突发性公共卫生事件。

**表 1—1 传染病疫情分级、分类及表现**

| 疫情评估 | 主要表现 |
|---|---|
| 分类 | 重大传染病疫情；新发传染性疾病；重大食物中毒和职业中毒等 |
| 分级 | Ⅰ级； Ⅱ级； Ⅲ级； Ⅳ级 |

## 小结：

根据上述内容，我们知道了传染病发生、发展到一定的规模或程度可称为突发性公共卫生事件及突发性公共卫生事件的界定标准。发生突发性公共卫生事件时，首先要对其评估，进行分类、分级，以便进一步分级救援的开展。

# 二、紧急救援的准备与响应

知道了突发性公共卫生事件分级、分类后，接下来就该了解对传染病疫情的紧急救援了。然而传染病疫情的紧急救援并不是盲目的，在紧急救援前我国政府及各级有关部门已经制订好了各种应急预案，做好了相应的准备。一旦发生传染病疫情，有关部门就会启动相应应急预案进行处理。那么各级有关部门是如何准备的呢？

## 1. 传染病疫情应急救援组织体系

(1) 传染病疫情应急指挥机构

在国务院统一领导下，卫生部负责组织、协调全国传染病疫情应急处理工作，并根据应急工作处理需要，向国务院提出成立全国传染病疫情应急指挥部的建议。

地方各级政府卫生行政部门，要在本级政府统一领导下，负责组织、协调本行政区域内重大传染病疫情应急处理工作，并根据应急工作处理需要，向本级政府提出成立地方重大传染病疫情应急指挥部的建议。

国务院和地方各级人民政府根据本级政府卫生行政部门的建议和实际工作需要，决定是否成立国家和地方应急指挥部。

地方各级人民政府及有关部门和单位要按照属地管理的原则，切实做好本行政区域内重大传染病疫情应急处理工作。

（2）传染病疫情应急指挥部的组成

国务院负责对特别重大传染病疫情的统一领导、统一指挥，作出处理重大传染病疫情的重大决策。特别重大传染病疫情应急指挥部成员单位根据传染病疫情的性质和应急处理的需要确定，主要有卫生部、全国爱卫会、中宣部、新闻办、外交部、发改委、教育部、科技部、公安部、民政部、财政部、劳动人事保障部、铁道部、交通运输部、工业和信息产业部、农业部、商务部、国家质检总局、环保总局、林业局、食品药品监督管理局、旅游局、红十字总会、全国总工会、总后卫生部、武警总部等。

省级传染病疫情应急指挥部由省级人民政府有关部门组成，实行属地管理的原则，省级人民政府统一负责对本行政区域内传染病疫情应急处理的协调和指挥，作出处理本行政区域内传染病疫情的决策，决定要采取的措施。

（3）卫生应急机构与职责

卫生机构是传染病疫情紧急救援最基层力量，发生传染病疫情后：

①卫生行政部门

a. 组织医疗机构、疾病预防控制机构和卫生监督机构开展重大传染病疫情的调查与救援。

b. 组织重大传染病疫情专家咨询委员会对重大传染病疫情进行评估，提出启动重大传染病疫情应急处理级别。

c. 应急控制措施　根据需要组织开展应急疫苗接种、预防服药。

d. 督导检查　国务院卫生行政部门组织对全国或重点地区的重大传染病疫情应急处理工作进行督导和检查。省、市（地）级以及县级卫生行政部门负责对本行政区域内的应急处理工作进行督导和指导。

e. 发布信息与通报　国务院卫生行政部门或经授权的省、自治区、直辖市人民政府卫生行政部门及时向社会发布重大传染病疫情的信息或公告。国务院卫生行政部门及时向国务院各有关部门和各省、自治区、直辖市卫生行政部门以及军队有关部门通报重大传染病疫情情况。对涉及跨境的疫情线索，国务院卫生行政部门向有关国家和地区通报情况。

f. 制定技术标准和规范　国务院卫生行政部门对新发现的传染病、不明原因的群体性疾病、重大中毒事件，组织力量制定技术标准和规范，及时组织全国培训。地方各级卫生行政部门开展相应的培训工作。

g. 普及卫生知识　根据疫情性质，有针对性地开展卫生知识宣教，提高公众健康意识和自我防护能力，消除公众心理障碍，开展心理危机干预工作。

h. 进行疫情评估　组织专家对重大传染病疫情的处理情

况进行综合评估，包括疫情概况、现场调查处理概况、病人救治情况、所采取的措施、效果评价等。

②卫生应急日常管理机构

国务院卫生行政部门设立卫生应急办公室（突发性公共卫生事件应急指挥中心），负责全国传染病疫情应急处理的管理工作。

各省、自治区、直辖市卫生行政部门及军队、武警系统要参照国务院卫生行政部门突发性公共卫生事件日常管理机构的设置及职责，结合各自实际情况，指定突发性公共卫生事件的日常管理机构，负责本行政区域或本系统内突发性公共卫生事件紧急救援的协调、管理工作。

各市（地）级、县级卫生行政部门要指定机构负责本行政区域内重大传染病疫情的紧急救援日常管理工作。

不同层级的卫生应急日常管理机构，根据其承担的任务，卫生应急的职能不同。

③突发性公共卫生事件专家咨询委员会

专家咨询委员会由临床医学、预防医学、卫生管理、卫生经济、城市灾害管理、社会学、法学等相关领域的专家组成，其主要职能是：

a. 对突发性公共卫生事件应急准备提出咨询建议；

b. 对突发性公共卫生事件相应的级别以及采取的重要措施提出咨询建议；

c. 对突发性公共卫生事件及其趋势进行评估和预测；

d. 对突发性公共卫生事件应急反应的终止、后期评估提出咨询意见；

e. 参与制订、修订和评估突发性公共卫生事件应急预案和技术方案；

f. 参与突发性公共卫生事件应急处理专业技术人员的技术指导和培训；

g. 指导对社会公众开展突发性公共卫生事件应急知识的教育和应急技能的培训；

h. 承担突发性公共卫生事件应急指挥机构和日常管理机构交办的其他工作。

市（地）级、县级卫生行政部门可根据本行政区域内突发性公共卫生事件应急工作需要，组建突发性公共卫生事件应急处理专家咨询委员会。

④应急处理专业技术机构

各级各类医疗卫生机构是突发性公共卫生事件应急处理的专业技术机构，要结合本单位职责开展专业技术人员处理突发性公共卫生事件能力培训，提高快速应对能力和技术水平。发生突发性公共卫生事件后，医疗卫生机构要服从卫生行政部门的统一指挥和安排，开展应急处理工作。

a. 疾病预防控制机构

疾病预防控制机构是实施政府防病职能的专业机构，是在政府卫生行政部门领导下，组织实施卫生防病工作的技术保障部门。在预防和处置突发性公共卫生事件中，依照法律法规的规定，主要负责突发事件报告，现场流行病学调查处理（包括对有关人员采取观察和隔离措施，采集病人和环境标本，环境和物品的卫生学处理等），开展现场病因快速检测和实验室检测，加强疾病和健康检测。履行公共卫生技术服务职责。包括：突发事件信息报告；现场流行病学调查；现场和实验室检测；医学观察；公共卫生信息网建设与维护；科研与国际交流；技术标准和规范制定；技术和业务培训；参与起草制订重大传染病预案；对重点涉外机构和单位发生的疫情，由省级以上疾控机构进行报告和管理。

b. 卫生监督机构

卫生监督机构是卫生行政部门执行法律法规的机构，在预防和处置突发事件中，依照法律法规的规定，协助地方卫生行政部门对事件发生地区的食品卫生、环境卫生以及医疗卫生机构的疫情报告、医疗救治、传染病防治等进行卫生监督和执法稽查，履行公共卫生监督职责。包括：依据《突发性公共卫生事件应急条例》和有关法律法规，协助卫生行政部门调查处理突发性公共卫生事件应急工作中的违法行为；在卫生行政部门领导下，开展对医疗机构、疾病预防控制机构突发事件应急处理各项措施落实情况的督导、检查；依照法律、行政法规的规定，做好公共卫生监督管理工作，防范突发事件的发生；建立完善的卫生监督统计报告及其管理系统，规范化地收集各级疾病预防控制机构、医疗机构和管理相对应的各类监督监测、卫生检测、疾病报告等原始资料，用现代化手段整理分析，形成信息反馈，为政府和卫生行政部门提供准确的信息；各级卫生监督机构根据所承担的任务，制订培训计划并组织实施，并大力推广有效控制危害的新技术、新方法；各级卫生监督机构应结合辖区内的实际情况，制订相应的应急处理预案，并适时组织演练，不断补充完善；按照突发事件监测和预警系统设置的职责，配置和完善相应的设施、设备，确保日常监测和预警工作的正常运行。

c. 医疗救援机构

主要负责病人的现场抢救、运送、诊断、治疗、医院内感染控制，检测样本采集，配合进行病人的流行病学调查。

## 2. 紧急救援的准备

紧急救援的准备主要有：建立健全紧急救援预案体系；制定完善的紧急救援规范和标准；加强紧急救援队伍的建设和管理；平时认真开展紧急救援的培训与演练及做好紧急救援物资储备等。

具体到实际工作中：

（1）国家、省、市应急管理部门分别建立各种传染病事件紧急救援预案，国家和省级应急管理部门组织专家制定和完善紧急救援规范和标准。

（2）国家、省、市应急管理部门分别建立由流行病学、公共卫生、临床、护理、微生物学、检验、毒理学与昆虫学、兽医专家等组成的卫生专家组和医疗救援专家组专家库。

（3）建立传染病疫情紧急救援预备队，队员包括：行政官员、流行病学医师、公共卫生医师、临床医师、护士、微生物学检验师、毒理与昆虫学专家、警察、武警、秘书、翻译、物资管理人员、司机等。

（4）物品储备包括：

①流行病学个案调查表、工作证件、纸笔等；

②有关法律法规及技术参考书；

③现场样本采集设备与物品如：酒精灯、记号笔、登记表、标签、消毒镊子、棉签、采血用品等；病原微生物标本的保存、包装、运送所需物品如保鲜盒、冰箱、冰袋及专用车辆等；

④预防性药品和生物制品如：抗病毒药品、各种疫苗、免疫球蛋白等；

⑤个人防护装备和必要的生活用品如防护服、防护帽、防护眼镜，防护手套、防护靴，帐篷、简易床等；

⑥现场消毒、杀虫、灭鼠药品与器材如：碘酒、碘伏、酒精、戊二醛、含氯消毒剂、杀虫菊酯、灭鼠药、鼠夹、喷雾器等；

⑦通讯器材及计算机、照相、录像设备；

⑧便携式现场检测、检验仪器及用品；

⑨交通工具及发电照明设备；

⑩抢救药品及设备包括：抗菌、抗病毒、抗休克等药品及

呼吸机、简易呼吸器、心电监护仪，心脏除颤仪等。

（5）培训与演练

①应急培训由各级人民政府卫生行政部门或卫生应急日常管理机构负责，"预防为主、平战结合"是应急培训的原则。培训对象为各级卫生管理人员、救援预备队员、疾控与卫生监督机构专业技术骨干、临床医疗、护理骨干等。培训内容为紧急救援管理和紧急处理专业技术，每次培训必须进行考核。

②各级人民政府卫生行政部门要按照"统一规划、分类实施、分级负责、突出重点、适应需求"的原则，有计划、有目的地开展演练，以检验预案、锻炼队伍，查找不足、不断提高救援水平为目的，根据本地区实际工作需要进行演练。

### 3. 传染病疫情的分级反应

各级人民政府卫生行政部门在本级人民政府统一领导下，负责组织、协调本行政区域内传染病疫情应急处理工作，并根据传染病疫情应急处理工作的实际需要，向本级人民政府提出成立传染病疫情应急救援指挥部的建议。

国务院或各级人民政府根据本级人民政府卫生行政部门的建议和实际工作需要，决定是否成立国家或地方应急指挥部，统一指挥和协调传染病疫情应急救援工作。

地方各级人民政府要按照上级人民政府或传染病疫情应急指挥部的统一部署和安排，结合本地区实际情况，组织协调开展传染病疫情的应急救援工作。

（1）特别重大传染病疫情应急反应

国务院卫生行政部门接到特别重大传染病疫情报告后，应立即组织专家调查确认，并对疫情进行综合评估，必要时，向国务院提出成立全国特别重大传染病疫情应急指挥部的建议。同时，负责组织和协调专业技术机构开展现场调查和处理；指导和协调落实医疗救治和预防控制等措施；做好传染病疫情信息发布和通报等工作。

地方各级人民政府卫生行政部门在本级人民政府的统一领导下，按照上级卫生行政部门的统一部署做好本行政区域内的传染病疫情紧急救援工作。

（2）重大传染病疫情的应急反应

省级人民政府卫生行政部门接到重大传染病疫情报告后，应立即组织专家调查确认，并对疫情进行综合评估，必要时，向省级人民政府提出成立重大传染病疫情应急指挥部的建议。同时，迅速组织应急卫生救治队伍和有关人员到达重大传染病疫情现场，进行采样与检测、流行病学调查与分析，组织开展医疗救治、病人隔离、人员疏散等疫情控制措施，同时分析重大传染病疫情发展趋势，提出应急救援处理工作建议，按照规定报告有关情况；及时向其他有关部门、毗邻和可能波及的省、自治区、直辖市人民政府卫生行政部门通报有关情况；向社会发布本行政区域内重大传染病疫情的信息。

国务院卫生行政部门应加强对省级人民政府卫生行政部门

重大传染病疫情应急处理工作的督导，并根据需要组织国家紧急卫生救治队伍和有关专家迅速赶赴现场，协调疫情控制并开展救援工作；及时向有关省份通报情况。

（3）较大传染病疫情的应急反应

市（地）级人民政府卫生行政部门接到较大传染病疫情报告后，应立即组织专家进行调查确认，并对疫情进行综合评估。同时，迅速与传染病疫情发生地县级卫生行政部门共同组织开展流行病学调查、致病致残人员的隔离救治、密切接触者的隔离、环境生物样品采集和消毒处理等紧急控制措施，并按规定向当地人民政府、省级人民政府卫生行政部门和国务院卫生行政部门报告调查处理情况。

省级人民政府卫生行政部门接到较大传染病疫情报告后，要加强对疫情发生地区传染病疫情应急处理的督导，及时组织专家对地方卫生行政部门传染病疫情应急处理工作提供技术指导和支持，并适时向本省有关地区发出通报，及时采取预防控制措施，防止疫情进一步发展。

国务院卫生行政部门根据工作需要及时提供技术支持和指导。

（4）一般传染病疫情的应急反应

一般传染病疫情发生后，县级人民政府卫生行政部门应立即组织专家调查确认，并对疫情进行综合评估。同时，迅速组织医疗、疾病预防控制和卫生监督机构开展一般传染病疫情的现场处理工作，并按规定向当地人民政府和上级人民政府卫生行政部门报告。

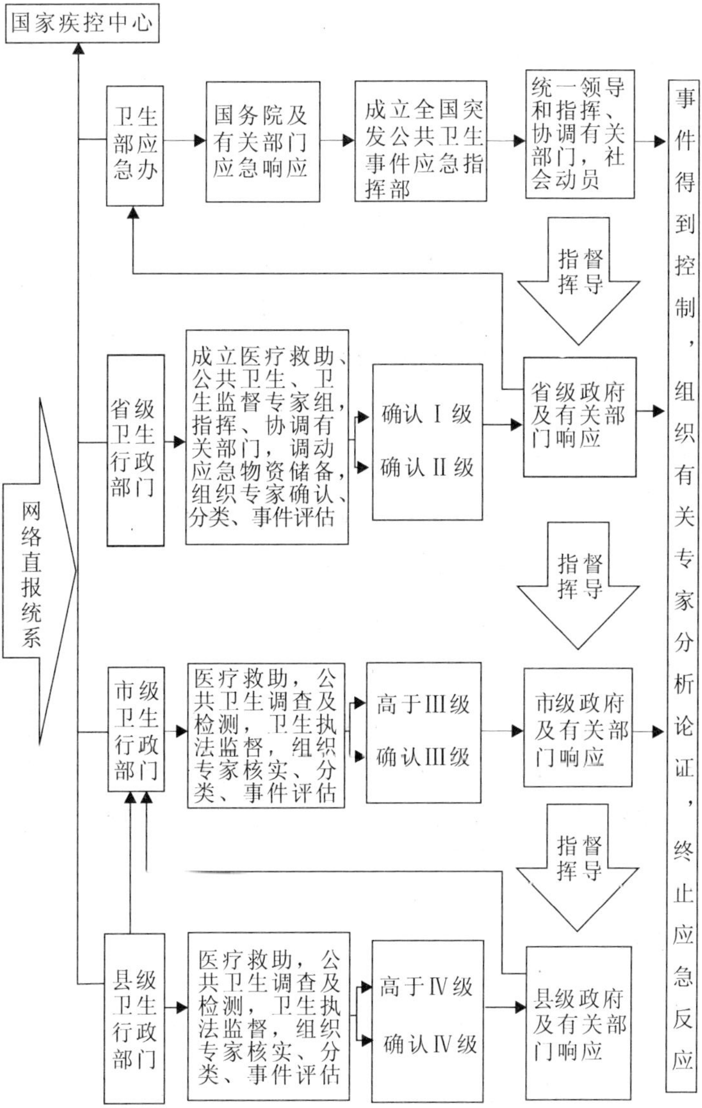


**图 2—1　突发性公共卫生事件分级应急处理流程**

市（地）级人民政府卫生行政部门应当快速组织专家对传染病疫情应急处理进行技术指导。

省级人民政府卫生行政部门应根据工作需要提供技术支持。

2003 年 3 月广州、北京等地先后发生传染性非典型肺炎，疾病防控过程展示了传染病疫情的分级反应。

**传染病疫情分级反应实例**

2003 年 1 月 2 日广东省河源市报告两例重症肺炎，并传染给 7 名医务人员。随后广东省 21 个地市中共有 15 个地市报告“非典”病例，广东省成立重大传染病疫情指挥部。三个月后“非典”蔓延到北京等地，疫情升级为特大传染病疫情，国务院迅速启动特别重大传染病疫情预案，成立了由国务院总理为首的抗“非典”应急指挥部，紧急动员全国多个部门联合开展“非典”防治工作，于 2003 年 6 月“非典”疫情被控制。2003 年 6 月 13 日，世界卫生组织宣布将广州等城市从“近期有当地传播”的名单上除名，标志着我国防控“非典”工作取得全面胜利。

## 小结：

发生传染病前，建立救援预案，储备物资，进行演练等。疫情发生后，传染病疫情救援的急救组织根据疫情危害程度由国务院至县级相应建立，各级卫生应急机构是紧急救援的中坚力量。发生疫情时，根据疫情的严重程度，由国务院、省、市、县四级应急组织在卫生行政部门主导下，负责相应职能的救援工作。四级卫生行政部门根据疫情级别做救援相应的组织、督导、指导工作。传染病疫情分级反应分为特别重大、重大、较大、一般四种。

# 三、现场应急救援

## 1. 现场医疗救援

疫情发生后，常有大批病员需要救治，最先到达现场的医护人员应立即担负起早期的医疗救治任务，并协助指挥，尽快启动当地急救服务系统，待当地医疗应急指挥或卫生主管部门负责人到达后，最先到达的医护人员应主动向他们报告病员情况并服从指挥，疫情现场高效、正确的指挥及有条不紊的抢救秩序比少数医护人员的忙乱抢救更重要。

救援中，首先要判断所发生的传染病是否存在人与人之间的传播力。对有传播能力的疾病，如肺鼠疫、SARS等呼吸道烈性传染病，首先要确定隔离地点，设立若干隔离区，对确诊患者、疑似患者、疾病密切接触者分别采取隔离措施，对进入隔离区的医护人员依据不同的防护要求采取不同的防护措施。对传播能力弱或较易控制的疾病如细菌性痢疾、病毒性肝炎等，则应分散至有条件的医疗机构进行救治。

现场专业医疗急救的任务主要有三点：第一，迅速对病员进行分类，找出生命受到威胁的病员并紧急救治。第二，保持危重病人的气道通畅，维持血液循环，满足基本生命需要。第三，迅速安全地疏散病员，将部分病人转入有条件医疗机构救治。根据发病情况，利用现有资源，紧急制订救援方案，并在医疗指挥监督下严格执行，这是救援成功的前提保证。

传染病突发事件通常有两个现场，病人发病及隔离治疗地点以及病人感染的地点。临床医护组负责病人发病及隔离治疗地点的救治工作；疾病控制组负责病人感染的地点流行病学调查、消毒、灭虫、灭鼠等工作；卫生监督部门负责对两个现场的救援工作进行卫生监督。

（1）现场病原医疗救援方案的制订原则

①统一指挥与独立救治相结合　迅速建立由卫生主管部门负责人和医疗救援专家共同组成的现场医疗救援指挥机构，保证现场指挥的顺利进行，每一位参加现场救治的医护人员都应服从统一指挥调动，互相合作，充分利用团体的力量和资源。

②区域救治与巡回救治相结合　医疗救治指挥者必须随时巡回，掌握疫情现场全面情况。救治队伍应专门配备一组经验较丰富的医生及救护车，及时巡诊，帮助指导解决各种疑难问题。

③地方自救与医疗救援队的救援相结合　发病疫区应尽快组织自己的医疗力量自救，当地区或国家应急预案启动，国家、军队或其他地区医疗救援队到达后，当地卫生主管部门有责任协助他们迅速展开救援工作。

④现场医疗救援安全第一，包括病员与救援人员自身的安全。医疗救援人员进入救援现场应采取必要的安全防护措施，到达现场后应立即确定自身是否处于危险境地，排除可能造成继续伤害的因素，重病员尽量就地救治，但环境条件不允许时，应将病员转移至安全地区。注意不应做任何不科学的冒险救治，避免造成更大伤害。

⑤分散救治与合理转运相结合的办法　救援队伍到达现场后应全面清查病员，对病员进行分类、分级，合理处置与转运。在医疗资源不足的情况下，合理分配人力、物力，达到尽可能救治生存有希望的病人的目的。转运次序不能以病情分级，对于那些可以获得最大医疗救治效果的重症者应优先救治，其他轻者可简单处理，对于救治无望成活的濒死的患者或特别危重病员可暂不做处理。

⑥救治的基本原则是“先救命，后治病”，所以积极保证病人的呼吸、循环平稳是首先治疗原则。

⑦危重患者应进行必要处理后再行转运。

⑧救治现场的气候因素必须注意，保温、防暑对于患者呼吸、循环有重要意义。

⑨现场救治不等于急症室抢救，也不等于监护病房抢救。现场急救的特点是情况紧急、医疗条件简单、发病众多、病情变化迅速，故制订救援方案时必须从实际出发，力求在适当时间、适当地点、以适当方式为众多的病员提供最好的救护。

⑩参加救援的医务人员，不应仅是传染病专家，而应是熟

悉生命支持（尤其心肺复苏）、创伤救治的急诊专家，内、外科专家等的急救小组共同救治。

（2）患者的紧急处理

①根据现场病情分类可在现场设立几个特定功能分区：

a. 初检分类区：选择现场附近一个安全、明亮、宽敞的区域，将所有病员最先集中在该处，由医务人员进行快速初检分类并标示不同色别后，按级别立即送至相应区域处理。该区域一般悬挂红十字旗。

b. 重病员处理区：在临近初检分类区，设一区域，接收红标和黄标病员，由医务人员酌情给予最必要的治疗。该区域一般悬挂红旗或黄旗。

c. 轻病员接收区：该区域只接收绿标病员。该区域一般悬挂绿旗。

d. 急救车辆待命区：为急救车辆专用。

e. 病原转运站：负责统一调度车辆，协调转院，联络指挥中心等。

f. 临时停尸站：仅用于停放黑标濒死或已死亡病员。该区域一般悬挂黑旗。

各区域指定主管人员，负责指挥、协调本区域工作，并向医疗总指挥负责。各区域间应相互合作、支持，确保病员分类及急救处理的顺利进行。

②现场病员生命支持要点：现场救治以抢救生命为主，防止并发症为辅。简单、快捷、有效地给予生命支持，必要时给

予气管插管、呼吸机等治疗。

a. 心肺复苏：按心肺复苏指南，按判断→呼救→人工通气与心脏按压（CPR）→除颤→用药（包括肾上腺素、阿托品等）。

b. 呼吸支持：给氧、气管插管、气管切开、呼吸机等。

c. 循环支持：抗休克、控制血压、强心等处理。

③病员转运原则与要点：现场医疗救援包括两大内容：一是现场急救，对危重病员立即展开急救；二是设法安置、疏散、转运全部病员。

转运病员遵循的原则及注意事项包括：

a. 专人负责、统一指挥：为保证现场医疗资源（药品、车辆、医护人员等）的集中使用，应由有经验的医护人员或管理人员统一指挥、协调、有序运作。

b. 坚持科学转运：严格按指挥部要求和标志转运。

c. 现场必须进行区域划分，开辟专用通道，保持通畅。

d. 转运病员，必须提前与接受医院联络，遵循指挥部统一安排。

e. 必须做好转运前的准备：如急救人员陪护及隔离防护等，急救车上设备完好，进行车辆人员洗消等。

对病员的隔离和救治场所必须进行消毒、杀虫、灭鼠等处理，根据不同传染病的不同传播媒介及传染性强弱，采取不同的消毒、杀虫、灭鼠等措施。如呼吸道传染病的空气消毒；消化道传染病的水源与粪便消毒；疟疾的灭蚊，鼠疫的灭鼠等处理。

（3）传染病的治疗

传染病的治疗包括两部分：病原治疗和支持治疗。病原治疗是控制病情的根本，支持治疗是完成病原治疗的基础。就如同把一条鱼投入加热的水中，要想不让鱼立即死掉只有两个办法，一是向水中迅速加入冷水可迅速降低水中温度，二是扑灭水锅下面的火源。第一项虽可立即降温保持鱼不立即死掉，但不能保持长久降温；第二项虽不能立即降温但可逐渐使水冷却到鱼能生存的温度。病原治疗是灭火，支持治疗是加冷水。只有在支持治疗的基础上保持人体重要器官基本功能稳定，才能完成传染病病原治疗，达到病情的彻底控制。抗菌、抗病毒等为病原治疗，抗心衰、通气、吸氧、控制肾衰等治疗为支持治疗。糖皮质激素是急救中常用的药物之一，使用不当可造成免疫抑制、感染扩散等副作用。激素的使用原则是：严格掌握适应症如细菌感染性疾病必须在足量抗生素应用前提下使用，病毒性感染一般在抢救生命、减少并发症情况下使用；剂量适中包括大剂量冲击疗法、小剂量序贯加量法等，疗程根据不同病情严格掌握。

## 2. 现场疾控、卫生监督部门救援

包括现场调查和现场处理两部分，具体如下：

（1）现场调查

现场调查和处理是指针对疫情暴发或流行所开展的流行病

学或卫生学调查。现场调查的目的是为了尽快明确病因（包括传染源、传播途径、高危人群及主要危害因素），以便及时采取针对性措施、控制疫情的进一步发展。

现场调查包括以下几个具体目的：a. 查明病因或寻求病因线索及危害因素，为进一步调查研究提供依据。b. 控制疾病及危害的进一步发展，终止疾病暴发或流行。c. 预测疾病暴发或流行的发展趋势。d. 评价控制措施的效果。e. 进一步加强已有监测系统或为建立新监测系统提供依据。

现场调查首先应考虑其科学性，同时也应考虑现场条件的实际可行性及社会压力、工作责任对调查人员的影响。在任何情况下，调查人员都必须正确面对各种复杂问题，协调处理各种利益冲突，提出科学、合理的调查设计，得出调查结论，提出控制和预防的建议。

（2）现场处理

在进行疫情暴发调查的同时，应立即采取防止疫情扩散、尽快扑灭疫情的措施，主要包括传染源无害化、切断可能的传播途径、保护易感人群的措施。

①针对传染源的措施：传染源的无害化措施，是综合防治措施中的重要一环，包括对患者、病原携带者、密切接触者及动物传染源的措施。

a. 对病原携带者的措施：

病原携带者的发现：主要通过病后随访、病史追踪、进行病原学检查来发现，且必须多次检查才能发现和确定。

主要检查的人群有：患者的密切接触者；曾患传染病的人，如有伤寒、痢疾、肝炎病史者；检疫来自疫区的人群；餐饮副食行业人员、宾馆服务人员、水源、分管人员、性乱人员等重点人群；新生入学、新兵入伍、团体体检、婚前检查等人群及寄生虫病地区等人群普查。

病原携带者的管理：病原携带者的管理要因病而异，依有关法律、条例、规定、方案为准。如限期离境，针对国外输入的艾滋病病毒感染者；采取中西药物治疗，消除病原携带状态，常见的有伤寒、痢疾、乙型肝炎病原携带者和某些寄生虫感染者等；调离危害职业，包括托幼机构、餐饮副食行业及其他容易使病原体扩散的职业；健康教育，使其与家庭及密切接触人群减少或避免造成危害；有重点的定期随访检查，经 2～3 次病原检查阴性时才可解除管理。

b. 对患者的措施：

主要是“五早”措施，即早发现、早诊断、早报告、早隔离、早治疗。

早期发现：患者是许多传染病的主要传染原，早期发现不仅有利于患者本身的及时诊治和康复，而且可以防止其病原体继续传播。早期发现患者的主要措施包括广泛开展健康教育，把传染病知识教给群众，提高群众识别传染病的能力，及早就诊；健全各级医疗保健机构，提高法制观念，严格制度，要求广大基层医务人员按时报告疫情；有计划、有针对性地进行健康检查和普查，尤其在疫源地内对接触者询问、检查，及早发现传染病患者；加强国境卫生检疫、疫区检疫和交通检疫。

早期诊断：及早诊断患者有利于治疗与隔离，应采取早期特异诊断方法，提高鉴别诊断水平。传染病的最后诊断应以流行病学、临床和实验室检查综合判定，提高确诊率。

早期报告：有关传染病报告时限、报告程序等见有关内容。

早期隔离治疗：隔离是将患者在传染期内置于不再传染健康人群的医疗监护环境，防止病原体向外扩散，便于管理和消毒，同时有利于患者的治疗、休息和康复，起到控制传染源的作用。

c. 对动物传染源的措施：

消灭：对所传疾病危害性大、经济价值低的薯类、某些野生动物及狂犬病犬、炭疽病牲畜等可杀灭，然后焚烧或深埋。

隔离治疗：对有经济价值且所传疾病属非烈性传染病的动物，如血吸虫病的耕牛，布鲁氏菌病的牛、羊等，可进行隔离治疗，防止在畜群间传播。

免疫预防：通过检查及早发现感染动物，做好家畜动物的预防接种及检疫。尤其对养犬施行狂犬病疫苗免疫，是预防人类狂犬病的关键措施。

卫生管理措施：多种家禽、家畜带有感染性腹泻病原体，但因携带率高，动物数量大，目前只能在饲养、屠宰、加工、销售等过程中加强管理，减少危害。

②针对传播途径的措施：切断传播途径主要是指对疫源地

和污染环境采取的措施。因各类传染病的传播途径不同，所采取的措施也不相同。如：肠道传染病主要有粪便、垃圾、污水等污染环境，措施重点在污染物品、粪便、垃圾、污水的卫生处理以及饮水消毒和个人卫生防护。呼吸道传染病主要由空气传播，措施重点在空气通风、消毒以及个人防护。虫媒传染病可根据媒介昆虫的生态习性特点采取不同的杀虫方法。

消毒：消毒可分为预防性消毒和疫源地消毒。预防性消毒指对怀疑有传染源存在的地区和可能被病原体污染的物品等进行消毒处理，如饮水消毒、餐具消毒、空气消毒和乳饮品消毒等。疫源地消毒指对现有或曾有传染源的疫源地进行的消毒处理。疫源地消毒以实施消毒的时间不同，又可分为随时消毒和终末消毒。

随时消毒：指在现有传染源的疫源地（或医院内），对其排泄物、分泌物及所污染的物品及时进行的消毒，以迅速杀灭病原体，此种消毒应随时或每天进行。一般要训练患者家属进行。

终末消毒：指传染病痊愈、死亡或离开后，对疫源地进行的最后一次彻底的消毒。进行终末消毒前，需要专业人员在流行病学调查的基础上明确消毒的范围、物品及消毒方法。不需要做终末消毒的传染病有麻疹、水痘、百日咳、流行性感冒等。

甲类传染病疫源地必须在卫生防疫人员的指导监督下进行严格的处理。被霍乱病原体污染的水源要进行有效的加氯消毒处理；污水经消毒后排放；污染的食物就地封存，消毒处理后废弃；污染的物品，如经济价值不大者一律焚烧，有价值或须保留使用的经严密消毒后再用；病人的粪便、呕吐物经有效氯消毒后废弃。鼠疫疫区内的空气、地面、墙壁、物品都须彻底消毒；彻底消灭疫区中的鼠类、蚤类，死鼠及解剖鼠尸一律焚烧；不能保证彻底消毒的啮齿动物的皮件必须在卫生防疫人员监督下焚烧。

对一些肠道传染病、艾滋病、炭疽病的疫区进行处理时，污水应加氯消毒后排放；污物一律焚烧（如需保留的要严密消毒后洗净再用）；粪便经漂白粉等含氯消毒剂处理，达到无害化要求；饮水如被污染，应封闭或作水源消毒，经病原学检查确以达到饮用水卫生标准后方可恢复使用；死于炭疽的动物尸体就地焚烧，污染的场地严密消毒，铲除10厘米深的表层土，远离水源深埋。

艾滋病、淋病、梅毒等性病患者在治愈前应严格约束个人行为，用具、毛巾要分开，不准去公共浴池、游泳池等公共场所。

防虫与杀虫：长期以来杀虫实践证明，单纯依靠使用杀虫剂不能完全解决疾病媒介防治问题，且随着杀虫剂的长期和大量使用，媒介的抗药性以及杀虫剂污染环境日益严重。因此，医学昆虫媒介的综合防制日益受到重视。综合防治是指综合采用合理的环境、化学、物理、生物的防虫、杀虫及其管理等有效手段，把防治对象的种群控制在不足为害的水平。在综合防治方案中，讲究策略，治本为主，区别地区和季节，突出重点措施，并加强监测与研究。

发动群众大搞爱国运动在我国有着良好的基础，搞好居住地的环境卫生，消除室内、外环境中"四害"等虫媒滋生的地可有效预防传染病疫情的发生。采取纱窗、灭蚊香、蚊帐、鼠夹、鼠药及室内、外喷洒低毒杀虫剂；搞好室内、外卫生，密封保管好剩余食物均可减少或阻隔虫媒进入人类生活空间。在野外活动或工作时，穿长衣裤并扎紧袖口、裤腿或采取在身体暴漏部位涂擦驱虫剂等防护措施，可有效减少虫害侵袭。

杀虫可分为预防性杀虫和疫源地杀虫。预防性杀虫是指经常性的杀虫措施，根据媒介的生态特点，采取标本兼治，以治本为主，经常与突击相结合，发动群众，反复进行，以达到把疾病媒介数量降低到不足以传播疾病，或人的可耐受的水平。疫源地杀虫是指发生虫媒传染病或投放传染性昆虫时，采用专业队伍与群众运动相结合所进行的杀虫措施。

对不同的疫源地应实行分级管理。当发现鼠疫、霍乱（暴发、流行）、艾滋病、肺炭疽及当地从未发现过的传染病或者国家已宣布消灭的传染病以及其他传染病暴发、流行时，应由市级卫生防疫专业机构会同当地卫生防疫部门共同处理。区（县）卫生防疫专业机构对散发的甲类传染病，其他传染病的暴发点、暴发苗头，或监测区内的病例进行调查处理，侧重流行病学调查。基层医疗保健组织的防保人员做好传染病的一般处理和调查，侧重于疫点的经常性管理与卫生预防措施的落实工作。

③针对接触者和易感人群的措施：保护接触者（或被伤害者）和易感人群，主要是提高人群的免疫力和抵抗力。

a. 对接触者的措施：

医学观察：观察中注意该病早期症状的出现和必要的医学检查，观察期限一般为该病的最长潜伏期。

留验：也称隔离检疫，限制其与他人接触，并进行检诊、查验与治疗。留验期为该病的规定检疫期限。

卫生处理：进行必要的消毒、杀虫等卫生措施。

预防接种：对潜伏期长于1周的传染病接触者可进行自动或被动预防接种。

药物预防：对某些有特效药物防治的传染病，必要时可用药物预防。但最好用于密切接触者。

b. 对易感人群的措施：

应急预防接种：是指对某些潜伏期较长且有相应疫苗的传染病，当发生流行或暴发时，对易感人群进行的紧急预防接种。例如，在麻疹、脊髓灰质炎等传染病发生流行时，对当地和邻近地区的易感人群进行疫苗应急接种，以控制流行；被犬等动物伤害后接种狂犬病疫苗等等。应急接种应该在短时间内快速突击完成，以尽快形成新的免疫屏障，阻止新病例发生或流行发展。另外，有些疾病也可进行人工被动免疫，此类免疫发挥作用快，而持续时间较短，应在接触后尽早采用。如甲型肝炎的密切接触者，注射丙种球蛋白；对狂犬咬伤者注射抗狂犬病血清等。

药物预防：在某些传染病流行时，为了防止受到威胁的易感人群发病，可以给予药物预防，如使用青霉素或磺胺药物预防猩红热、氯喹预防疟疾等，但是药物预防作用时间短，效果不巩固，而且易产生耐药性，因此药物预防只能是有限度的对可能受到感染的密切接触者所采取的应急措施。

个人防护：如戴口罩、手套、腿套，应用蚊帐或驱避蚊虫药物，使用避孕套等都可以起到一定的个人防护作用。

职业防护：防治人员要增强自我防护意识，在传染病门诊、隔离病房、疫区现场、实验室等场所要严格履行隔离消毒操作常规，佩戴必要的防护用品，禁止用手直接接触可以染疫的动物、昆虫、标本，工作后对双手、全身及用物均须彻底消毒再洗净。对可以感染传染病的防治人员（尤其是实验室工作人员）应做好预防接种或药物预防，必要时需进行医学观察或留验。

**现场调查实例**

2003年9月8日，某县疾控中心接到报告，该县中学三天内出现20余例腹泻学生。疾控中心立即成立有流行病医师、检验师、消杀医师组成的应急处理小组。经调查分析发现54例腹泻、发热等症状学生的发病与引用生水有关，现场采样自备水源大肠杆菌严重超标，经封闭消毒水源等措施处理未出现新病例，腹泻疫情被完全控制。

表 3—1　现场应急救援分工

| 救援分工 | 救 援 内 容 |
| --- | --- |
| 现场医疗救援 | 制订医疗救援方案；设立诊疗分区；按病情轻重采取措施，抢救病员 |
| 现场疾控部门救援 | 对传染源、传播途径、接触者和易感人群分别采取救援措施 |

## 小结：

首先对疫情现场进行传染性评估，同时制订临床救援方案，由临床医生根据病情分类救治。疾控机构负责流行病学现场调查和现场处理，现场处理包括：针对传染源的措施；针对传播途径的措施；针对接触者和易感人群的措施三方面内容。

# 四、几种重大传染病疫情的紧急救援

近年来，尽管随着我国人民生活水平的不断提高和卫生防疫工作的普及，传染病的发病率已经显著下降。但是，多数传染病疫情仍时有暴发和流行。已经消灭或基本控制的传染病还随时可能卷土重来；新发传染病不断出现，并已经小规模暴发和流行：人畜共患传染病也出现了人间的散在传播，已经成为了新的潜在威胁。因此，重大传染病疫情的预防和控制仍然是我国突发公共卫生事件面对的主要任务。

## 1. 传染性非典型肺炎

（1）概述

传染性非典型肺炎（又称“严重急性呼吸道综合征”，SARS）是由新型冠状病毒引起的一种以肺炎为主要表现的急性呼吸道传染病，是 21 世纪出现的第一个严重危害人类健康的新发呼吸道传染病。它是《中华人民共和国传染病防治法》规定的乙类传染病按甲类传染病管理的病种之一。

2003 年 1 月，广东省首次报告 SARS 病例，回顾调查发现最早病例发生在2002年11月（广东省佛山市），截至2003年6月，中国、越南、加拿大等国出现SARS病例或局部暴发，2003年12月至2004年1月广东省广州市再次出现4例社区感染SARS病例，2003年9月、12月及2004年3～4月，新加坡、中国台湾、北京分别发生实验室SARS感染事件。SARS以发热、肺部进行性炎症和呼吸困难为主要临床表现，一定条件下传染性强，主要通过呼吸道近距离接触（飞沫）传播，呈医院和家庭聚集性，病死率较高，人群普遍易感；SARS以显性感染为主，潜伏期（1～12天）内未发现有传染性。目前研究表明，SARS病毒来源于动物，果子狸等可能是其主要的载体之一，但病毒的原始来源及流行规律尚未完全清楚。目前SARS尚无特效治疗、预防药物和疫苗。

（2）SARS疫情报告、诊断、处理流程（见图4—1）

（3）SARS病例的发现、确定与报告

①病例的发现

不明原因肺炎病例的监测：各级各类医疗机构开展不明原因肺炎病例的监测报告发现不明原因肺炎病例，立即组织专家组会诊，确定或排除SARS预警病例。

发现SARS预警病例立即采集患者发病后1～3天的咽、鼻拭子或含漱液，并采集急性期（发病后7天内）和恢复期（发病后21～28天）的血清以及死亡病例的尸检肺组织、气管分泌物，进行SARS病毒分离、SARS病毒核酸和血清抗体的检测、以明确是否为SARS冠状病毒的感染。

②病例的判定

由呼吸内科、传染病，流行病和病原微生物检验等相关专业、具有高级职称人员组成专家诊断小组进行判定。各省首例由卫生部派出国家级专家组进行判定。

③病例报告

发现不明原因肺炎病例、SARS 预警病例、疑似病例、临床诊断病例或确诊病例后，要及时填写报告卡，并进行网络直报。不具备网络直报条件的应在诊断后以最快的通讯方式向相应单位送（寄）出“传染病报告卡”。县级疾病预防控制机构和具备条件的乡镇卫生院收到传染病报告卡后立即进行网络直报。责任报告人必须同时以电话等最快的通讯方式向所在地疾病预防控制中心报告。

（4）事件评估、分级及响应

接到预警病例、疑似病例、临床诊断病例或确诊病例报告的各级疾控中心，迅速启动应急工作队伍。根据初步调查，首先对事件的性质、发生的规模和潜在危险性进行分析评估，立即报告当地卫生行政部门，并采取相应的紧急处理措施。

①分级

根据 SARS 疫情发生的危急程度和扩散趋势，将其疫情分为两级：

a. 符合特别重大突发公共卫生事件的 SARS 疫情（1 级）：发生 SARS 病例，并有扩散趋势。

b. 符合重大突发公共卫生事件的 SARS 疫情（2 级）：发

生 SARS 疑似病例。

②响应

卫生行政部门接到 SARS 疫情报告后，按照有关规定组织开展评估、确定事件级别，进行报告和通报；协调有关部门和专业机构开展事件调查与处理；并根据疫情控制工作需要向本级人民政府提出成立应急指挥部的建议。特别重大突发公共卫生事件的 SARS 疫情由国务院负责统一领导和指挥，并根据需要成立疫情应急指挥部；重大的 SARS 疫情由各省、自治区、直辖市人民政府负责统一领导和指挥，并根据需要成立疫情应急指挥部，必要时可请求国家予以支持，保证应急处理工作的顺利进行。

（5）现场调查与处理用品准备

包括现场调查及采样用品；现场消杀用药品器械的准备。

（6）现场调查

①疫情确认和暴发流行危险程度初步判定

②开展流行病学调查

包括：a. 个案调查：最重要的环节之一是追踪和管理密切接触者，切断传播链，从流行病学上确定可能的播散范围。b. 流行因素调查：通过个案调查信息和病例三间分布（时间、地点、人群）描述，确定首发或指示病例、分析传播链，以追溯感染来源。c. 补充调查：根据需要，应深入调查病例或可疑病例的工作、生活环境，可能的接触方式与途径；追查野生动物特别是果子狸等的生产、运输销售、宰杀等情况；用分子流行病学方法调查病例或可疑病例与动物间可能的内在联系，或补充以往的流行病学调查和实验室检测数据。实验标本的采集、转运和检测严格按相关管理规定进行。

(7) 现场疫情控制

目前SARS尚无特效的治疗和预防药物。

管理和控制传染源（病人和野生动物、对密切接触者实施医学观察）、切断传播链特别是预防控制医院内感染、宣传教育等综合性防治措施是SARS防治的基本原则。要努力做到“早发现、早报告、早隔离、早治疗”，特别是在SARS流行的情况下，要确保“四早”措施落实到位，强调就地隔离、就地治疗，避免远距离传播。

①病人救治与管理

SARS预警病例、疑似病例、临床诊断病例和确诊病例均要进行呼吸道隔离治疗，要求最好有单间负压病房，如无独立供气系统的，要求关闭空调进行开窗通风。

②预防控制动物感染和向人扩散

加强对动物宿主的监测，采取措施减少或避免动物感染SARS病毒。根据可能带毒的动物分布范围提出采取杀灭、禁止销售等管理措施，减少人类与其接触机会。

③加强实验室安全管理

建立实验室工作人员发热等可疑症状报告制度，并保证他们能及时在定点专科医院诊疗，以防止实验室感染扩散到社会。

④加强院内感染控制

选择符合条件的医院和病房收治 SARS 患者，医护人员采取严格防护措施是避免医院内感染的基本前提。流行季节应设立符合规范要求的 SARS 定点医院和发热呼吸道疾病门诊。医院严格实行门诊分诊预检制度，分诊人员要做好个人防护，穿戴手套、防护镜、口罩、鞋套、白大衣、隔离衣等。

⑤密切接触者管理

密切接触是指治疗或护理、探视 SARS 病人或疑似病人；与病人共同生活，通过其他方式直接接触病人的呼吸道分泌物或体液或排泄物（如粪便）等。按 SARS 密切接触者判定标准和处理原则之追踪调查所有密切接触者，建立密切接触者的医学观察系统。对密切接触者应进行隔离医学观察 14 天（自最后接触之日算起），并做好以下工作：

a. 为每位密切接触者发放含有 SARS 临床症状、体征和传播途径等内容的宣传资料；

b. 由当地卫生行政部门指定的医疗卫生人员每日对隔离人员的健康状况进行访视或电话联系并给予健康教育和指导；

c. 每天早晚各测试体温 1 次，了解其身体健康状况；

d. 对年老体弱多病者及婴幼儿除按规定测体温外，应注意有无其他病征，以免其在隔离期间发生意外。

一般接触者可以照常工作、学习，但要每天早晚各测量体温 1 次，每天与指定的社区医务人员或责任人联系沟通。

所有的接触者在观察期间内，一旦出现发热、咳嗽等症状，应立即通知当地负责转运的医疗机构，由其尽快运送到当地的发热呼吸道门诊就诊。

⑥消毒

病人活动的主要场所和排泄物实行终末消毒，高危人群特别是医务人员、流行病学调查、采样人员要严格做好个人防护，工作中接触过任何可能的病人污染物、排泄物、分泌物均要及时洗手与消毒。不宜大规模室外环境消毒。

⑦检疫

出现 SARS 暴发或流行，并有进一步扩散趋势时，可以实施国境卫生检疫、国内交通检疫（测量体温），还可以按照《中华人民共和国传染病防治法》第四十二条、第四十三条的规定采取紧急措施。

⑧群众宣传与教育

a. 组织面向社会公众的健康宣传教育活动，要通过多种形式，广泛开展 SARS 防治知识的宣传，提高群众对 SARS 的认知水平和心理承受能力，加强大众的健康意识和自我防护能力。

b. 充分发挥媒体的舆论导向作用，以宣传防治知识为主，明确群防群治的措施和公众的义务与责任，并注意针对疫情的变化调整宣传教育重点，要真实报道疫情，并要减少有可能引起群众恐慌的报道。

c. 特别注意在进行病人家庭调查时，对病人家庭周围居民的正确宣传，最大限度地减小对他们的影响。

⑨控制措施效果评价与措施调整

在疫情控制工作开展的过程中，要同时评价采取措施的有效性以及防治措施的效果，可从社会效益与经济效益、具体措施的实施效果等方面进行疾病控制评价，以总结工作的效果、提出改进措施。

（8）医疗救援

SARS预警病例、疑似病例、临床诊断病例及确诊病例要在医院传染科隔离病房治疗。对SARS病人实行指定收治医院制度，若因没有救治条件需要转送病人，转送过程中要做好个人防护，转运的车辆等要进行消毒。

①收治医院根据救治工作需要，设立重症抢救组、会诊组、院内感染组、中医组、精神卫生组等专家组。

②指定收治医院的疫情报告实行首诊单位负责制。

③收治医院严格掌握临床诊断标准。结合临床表现、X线检查、实验室检查，采取抗原、抗体检测等辅助方法，对可疑病人进行鉴别诊断，实行专家会诊制度。

④根据《医院感染管理规范》和《传染性非典型肺炎医院感染控制指导原则（试行）》做好医院感染控制工作，防止医院交叉感染发生。

⑤收治医院要实行医务人员发热每天报告制度，由医院预防保健科登记，并报告当地的疾病预防控制中心和卫生行政部门。

⑥收治医院要积极配合疾病预防控制中心开展流行病学调

查和病例或疑似病例样本的采集。

⑦死亡的病人或者疑似病例的尸体进行消毒处理后，要及时火化。

⑧病人污染物和医疗污染物的处理按《消毒技术规范》进行。

（9）响应终止

疫区内最后一例病例被隔离治疗后，经过14天未发现新的病例，疫情得到有效控制。疫区终末消毒效果评价合格，由相应级别的卫生行政部门组织专家进行分析论证，提出终止应急响应的建议，报同级人民政府或应急指挥部批准后实施。

## 2. 人感染高致病性禽流感

（1）概　述

人感染高致病性禽流感是由禽流感病毒某些亚型毒株在人群中所引起的疾病，所表现的临床症状随病毒亚型不同而异。至今已发现能感染人的禽流感病毒有：$H_7N_7$，$H_7N_2$，$H_7N_3$，$H_5N_1$和$H_9N_2$亚型毒株。1981年美国和英国就已相继报道禽$H_7N_7$亚型毒株能直接感染人，因仅是个别偶发病例没有引起人们的重视。1997年我国香港特区发生人禽$H_5N_1$流感18例，其中死亡6例。2004年初至2005年5月，越南和泰国共发生人禽$H_5N_1$流感60余例，其中死亡40余例。我国南方地理环境、气候条件及耕种方式与越南和泰国极为相似，因此，对禽流感需百倍警惕。人感染高致病性禽流感已引起全世界瞩目，尤其水禽被认为是甲型流感病毒基因的贮存库，流感病毒大流行株出现被认为可能与禽流感病毒密切相关。人感染高致病性禽流感是《中华人民共和国传染病防治法》规定的乙类传染病中按甲类传染病管理的病种之一。

人感染高致病性禽流感病毒后，多于1周内发病。对人感染高致病性禽流感的许多方面还需进一步加以研究。

（2）人感染高致病性禽流感疫情的应急处理程序（见图4—1）

（3）人感染高致病性禽流感病例的发现、确定与报告

①病例的发现

a. 不明原因肺炎病例的监测：各级各类医疗机构开展不明原因肺炎病例的监测报告。发现不明原因肺炎病例，立即组织专家组会诊，确定或排除人感染高致病性禽流感病例。

b. 发现人感染高致病性禽流感预警病例后，应立即采集患者发病后1～3天的咽、鼻拭子或含漱液，并采集发病后7天内的急性期或恢复期血清以及死亡病例的尸检肺组织、气管分泌物，进行病毒分离、病毒核酸和血清抗体的检测，以确定或排除人感染高致病性禽流感。

②病例的确定

a. 确诊病例为有流行病学史和临床表现，从患者呼吸道分泌物标本中分离出特定禽流感病毒或采用RT—PCR法检测到禽流感H亚型病毒基因，且发病初期和恢复期双份血清抗禽流感病毒抗体滴度有4倍或以上升高者。

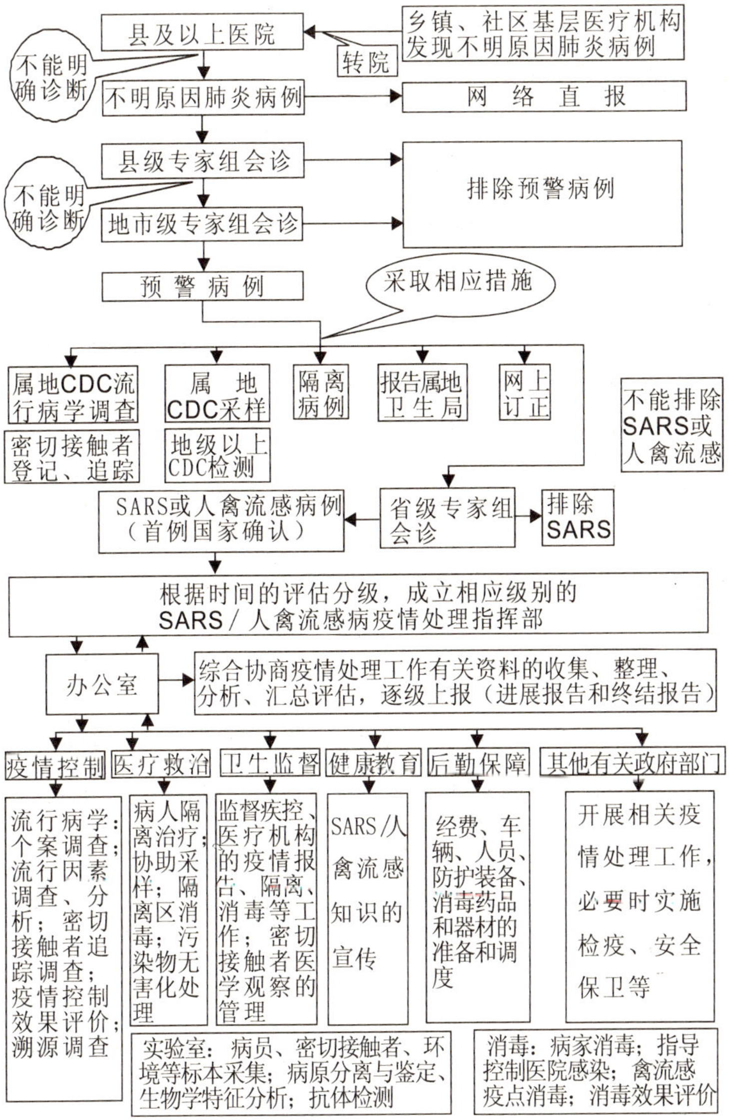


**图 4－1　SARS 与人禽流感病疫情报告、诊断、处理流程图**

b. 人间禽流感病例实验室检测结果的复核工作，由中国疾病预防控制中心病毒预防控制所流感实验室（国家流感中心）承担。

c. 人间禽流感病例须由卫生部组织的人感染高致病性禽流感防治专家组进行最终确认。

③人感染高致病性禽流感的报告

发现不明原因肺炎病例、人感染高致病性禽流感预警病例、疑似病例、临床诊断病例或确诊病例后，要及时填写报告卡，并进行网络直报。不具备网络直报条件的应在诊断后以最快的通讯方式向相应单位送（寄）出“传染病报告卡”，县级疾病预防控制机构和具备条件的乡镇卫生院收到传染病报告卡后立即进行网络直报。责任报告人必须同时以电话等最快的通讯方式向所在地疾病预防控制中心报告。

（4）事件评估、分级及响应

接到人感染高致病性禽流感预警病例（医学观察病例）、疑似病例、确诊病例报告的各级疾病预防控制中心，要迅速建立应急工作队伍。根据初步调查，首先对事件的性质、发生的规模和潜在危险性进行分析评估，并立即报告当地卫生行政部门，并采取相应的紧急处理措施。

①分级

根据人感染高致病性禽流感疫情发生的危急程度和扩散趋势，将疫情分为两级：

a. 符合特别重大突发公共卫生事件人感染高致病性禽流

感疫情（Ⅰ级）：发生人感染高致病性禽流感病例，并有扩散趋势。

b. 符合重大突发公共卫生事件人感染高致病性禽流感疫情（Ⅱ级）：发生人感染高致病性禽流感疑似病例。

②响应

卫生行政部门接到人感染高致病性禽流感疫情报告后，按照有关规定组织开展评估、确定事件级别；进行报告和通报；协调有关部门和专业机构开展事件调查与处理；并根据疫情控制工作需要向本级人民政府提出成立应急指挥部的建议。特别重大突发公共卫生事件由国务院负责统一领导和指挥，并根据需要成立疫情应急指挥部，重大突发公共卫生事件由各省、自治区、直辖市人民政府负责统一领导和指挥，并根据需要成立疫情应急指挥部，必要时可请求国家予以支持，保证应急处理工作的顺利进行。

（5）现场调查与处理用品准备（见 SARS 章）。

（6）现场调查

①疫情确认和暴发流行危险程度初步判定：核实诊断、疫情初步分析、危险性评价。

②开展流行病学调查：由疾病控制中心专业人员进行。

③实验标本的采集、转运和检测：由具有相关资质的专业机构进行。

（7）现场疫情控制

目前人感染高致病性禽流感尚未被证实发现人传播人。

①当出现散发的疑似或确认人间禽流感病例时，主要是针对病例本身、密切接触者的处理以及传染源—禽鸟类调查与处理，包括：

a. 病例的报告。

b. 病例的隔离救治，立即送指定医院进行隔离治疗，做好院内感染控制和医务人员的个人防护工作。

c. 个案调查，追溯可能的感染来源，开展传播途径及暴露因素等方面的流行病学调查。

d. 追踪密切接触者（指与出现症状后的病例或疑似病例共同生活、居住、护理或直接接触过病例的呼吸道分泌物、排泄物和体液的人员）并进行医学观察 7 天。

e. 对与病、死禽类和病例有密切接触者进行隔离医学观察，医护人员做好个人防护和服用抗流感病毒药物。

f. 在疫区，加强对流感样病例、肺炎病例开展人间禽流感疫情监测。

g. 对患者生活、居住、工作和活动场所进行终末消毒。住房可用 0.5%含氯消毒液进行喷洒及擦拭消毒，也可用 15%过氧乙酸 7ml/$m^3$溶于水中，加热蒸发，密闭门窗 1 小时，或 0.5%的过氧乙酸 8ml/$m^3$，喷雾消毒 30 分钟。

h. 对高危人群接种流感疫苗，降低人流感病毒与禽流感病毒在人体内基因重配的机会。

i. 协助农业部部门捕杀疫区内所有的禽类。

J. 在疫区内做好厕所、粪坑等外环境的随时消毒及粪便的无害化处理。

②出现两例以上有流行病学联系的人间禽流感病例时，除上述措施外，应重点调查分析病例之间的接触传播的关系，在更大的范围内对流感样病例和不明原因肺炎病例开展人感染高致病性禽流感疫情监测，对病人的密切接触者进行医学观察。

③检疫。当有明确的流行病学和病原学证据证明禽流感病毒可以在人与人之间传播时，可以对来自疫区的人员和禽类实施国境卫生检疫、国内交通检疫（如测体温），还可以按照《中华人民共和国传染病防治法》第四十二条、第四十三条的规定采取紧急措施。

④群众宣传与教育。

a. 广泛开展人感染高致病性禽流感防治知识的宣传，提高群众对人感染高致病性禽流感的认知水平，尽可能少接触禽鸟类，增强自我防护意识。

b. 充分发挥媒体的舆论导向作用，以宣传防治知识为主，明确群防群治的措施和公众的义务与责任，并注意针对疫情的变化调整宣传教育策略。要真实报道疫情，并减少有可能引起群众恐慌的报道。

c. 特别注意在对病人家庭进行调查时，要对病人家庭周围居民的正确宣传，最大限度地减小对他们的影响。

⑤控制措施效果评价与措施调整。在疫情控制工作的开展过程中，要同时评价采取措施的有效性以及防治措施的效果，可从社会与经济效益、具体措施的实施效果等方面进行疾病控

制评价，以总结工作的效果、提出改进措施。

（8）医疗救援

①人感染高致病性禽流感疑似和确诊病人的医疗救治。

a. 人感染高致病性禽流感预警病例要在医院传染科隔离病房治疗。人感染高致病性禽流感病人实行指定收治医院制度。若因没有救治条件需要转送病人，转送过程中要做好个人防护。

b. 对症治疗。可应用退热药、止咳祛痰药等。儿童忌用阿司匹林或含阿司匹林以及其他水杨酸制剂的药物，避免引起儿童 Reye 综合征。

c. 抗流感病毒治疗。最好于发病 48 小时内使用抗流感病毒药物。

d. 中医药治疗。

②指定收治医院的疫情报告实行首诊单位负责制。

③收治医院要实行医务人员发热每天报告制度，由医院预防保健科登记，并报告当地的疾病预防控制中心和卫生行政部门。

④收治医院要积极配合疾病预防控制中心开展流行病学调查和病例或疑似病例样本的采集。

⑤死亡的病例或者疑似病例的尸体进行消毒处理后，要火化处理。

⑥病人污染物和医疗污染物的处理按《消毒技术规范》处理。

(9) 响应终止和善后工作

救援响应的终止条件为：禽鸟类疫情已宣布有效控制并解除疫区，对疫点和病人可能污染的场所已进行终末消毒；疫区最后1例被隔离治疗后，经过14天未发现新病例。由相应级别的卫生行政部门组织专家进行分析论证，提出终止应急响应的建议，报同级人民政府或应急指挥部批准后实施。

善后工作：分析禽流感病毒的基因变异，预测其对人的感染力、致病力，评估调整人流感应急预案的可行性，完善预案，加强监测和防控。

## 3. 霍乱

(1) 概述

霍乱是由霍乱弧菌引起的一种急性肠道传染病，以发病急，传播快、波及范围广为特征，是《中华人民共和国传染病防治法》规定的甲类传染病之一，也是《国际卫生条例》规定的国际检疫传染病之一，《国内交通卫生检疫条例》也将其列为检疫传染病。目前引起霍乱暴发流行的菌株为$O_1$群和$O_{139}$群，霍乱弧菌经水和食物传播，引起大流行的规律目前尚不十分明确，在我国引起霍乱流行的自然因素和社会因素依然存在。

霍乱的潜伏期为数小时到5天，通常2～3天，视感染菌量和个体差异而有所不同。起病多突然，出现较大量的水样腹泻，也可有前兆性的症状，如食欲减退、腹部不适和轻微腹泻等。霍乱病人常出现呕吐。重症病人由于腹泻严重，会因迅速脱水导致心动过速、血压过低；严重脱水时可因酸中毒、循环衰竭而致死亡。在未经治疗或医疗条件很差的情况下，典型霍乱病人的病死率可达到 20%～50%（重症病人达 70%～100%）。另外在暴发流行中还有无症状的携带者，是造成传播的另一个重要因素。

（2）霍乱的发现、报告与确定

①霍乱的发现

a. 肠道门诊的腹泻病例监测：在流行季节，各级医疗机构需设立肠道门诊，对就诊的腹泻病人进行登记、采样和检测，以尽早发现霍乱病人。粪便培养 $O_1$ 群和 $O_{139}$ 群霍乱弧菌阳性者，需开展进一步调查。

b. 在非流行季节或非流行地区，发现有典型临床症状，如剧烈腹泻，水样便（黄水样、清水样、米泔水样或血水样），伴有呕吐，迅速出现严重脱水、循环衰竭及肌肉痉挛（特别是排肠肌痉挛）的病例，应高度怀疑为霍乱，立即采集病人的粪便标本进行检测。

c. 有明确接触史（如与霍乱病人同餐、同住或护理者等），并发生腹泻、呕吐症状，而无其他原因可查者，应诊断为疑似霍乱。

②霍乱的报告

医疗卫生机构和有关单位在发现疑似、临床诊断或实验室确诊霍乱病例后，应于2小时内向所在地区县级人民政府卫生行政部门报告，卫生行政部门接到信息报告后应在2小时内尽快向本级人民政府报告，同时向上级人民政府卫生行政部门报告。在报告的同时，需要组织疾病预防控制部门工作人员赴现场开展调查工作，地方各级人民政府应在接到报告后2小时内尽快向上一级人民政府报告。

（3）事件分级及响应

①事件分级

根据霍乱发生的危急程度、扩散的范围等，对事件的严重性进行评估，将霍乱疫情分为三级：

a. 符合重大突发公共卫生事件霍乱疫情（Ⅱ级）：霍乱在一个市（地）范围内流行，1周内发病30例以上；或疫情波及两个以上市（地），有扩散趋势。

b. 符合较大突发公共卫生事件霍乱疫情（Ⅲ级）：霍乱在一个县（市）行政区域内发生，1周内发病10～29例；或疫情波及两个以上县（市），或市（地）级以上城市的市区首次发生。

c. 符合一般突发公共卫生事件霍乱疫情（Ⅳ级）：霍乱在一个县（市）行政区域内发生，1周内发病9例以下。

②事件响应

发生霍乱疫情时，根据事件的级别，地方各级人民政府卫生行政部门根据疫情应急处理工作的实际需要，向本级人民政府提出成立地方霍乱防治应急指挥部的建议。地方各级人民政府根据工作需要决定是否成立应急指挥部。地方各级人民政府及有关部门和单位要按照属地管理的原则，切实做好本行政区域内霍乱应急处理工作，在各级霍乱疫情的应急反应中，国务院卫生行政部门将加强对省级人民政府卫生行政部门霍乱应急处理工作的督导，并根据需要组织国家应急卫生救治队伍和有关专家迅速赶赴现场，协助疫情控制并开展救治工作；及时向有关省份通报情况。

（4）现场调查与处理用品准备（参见有关章节）

（5）现场调查（参见有关章节）

（6）现场疫情控制

霍乱疫情的控制以“早、小、严、实”为原则，按照《霍乱防治手册》（第5版）以及疫情防治领导小组确定的方案，根据疫情特点及严重程度划分疫点和疫区，落实相关措施。

①疫点和疫区的划定

a. 疫点：指与病人、疑似病人、带菌者同一大门出入的住户或与其生活有密切关系的若干住户。

b. 疫区：根据疫点的地理位置、水系分布、交通状况、自然村落分布、人群生活和物资交往等情况，考虑霍乱传播条件和流行病学联系，判断受累地区而划定疫区。一般在农村以一个或几个村、一个或毗邻的几个乡，在城市以居住区、街道或居委会为单位划定疫区。

②疫点处理坚持“早、小、严、实”的原则，即时间要早、范围要小、措施严格、落在实处。疫点内有可能被污染的

物品未经消毒不得带出。主要工作包括：

a. 隔离治疗传染源：病人、疑似病人和带菌者要立即就地隔离治疗。转送病人时对途中污染的物品、地面和运送病人的工具要随时消毒处理。

b. 疫点消毒：认真做好随时消毒和终末消毒，特别注意对病人、疑似病人和带菌者的吐泻物和污染过的环境、物品、饮用水等进行消毒和处理。消毒前向疫点内人群进行宣传、解释和介绍消毒知识。随时消毒，向隔离的健康人培训消毒剂使用方法并使之掌握。

随时消毒：对于吐泻物，按1体积吐泻物加1/5体积漂白粉搅拌均匀，消毒2小时；成型粪便可加3%～5%甲酚皂溶液或3%漂白粉澄清液浸泡；吐泻物的容器用1%漂白粉澄清液浸泡2小时，餐具用1%漂白粉澄清液浸泡30分钟或煮沸10分钟；残余的需要消毒的食物，按1份食物加1/5体积的漂白粉搅拌均匀后消毒2小时，或1%漂白粉澄清液浸泡2小时，或煮沸10分钟；对需要消毒的衣物，以3%甲酚皂溶液浸泡或喷雾方式消毒30分钟；地面、家具、墙壁以及运送病人的交通工具等以3%甲酚皂溶液喷雾、擦拭或洗刷；对垃圾、厕所，用3%～5%甲酚皂溶液或3%漂白粉澄清液喷雾或洗刷；疫点内井水消毒，使用含高氯25%～35%的漂白粉，所加的克数按加氯量3g/$m^3$标准计算［公式：井口直径（$m^2$）×水深（m）×0.8×3］；缸水消毒，按25kg水加漂白粉精片2片计算，将漂白粉精片研碎后加少量水调成糊状，倒入缸内搅拌，

30分钟后使用。

终末消毒：在病人家向病人家属解释消毒目的、过程和注意事项，请病人家属配合开展工作，了解患者发病时居住和活动的房间区域、触及物品以及吐泻物污染区域，将未受污染并且不能进行消毒的物品进行遮掩或转移。消毒前需要穿戴好个人防护服和手套。消毒时先灭苍蝇、蟑螂，然后按由外向内的顺序，喷雾或擦拭消毒门把手、地面、墙壁、家具、厕所等处；从不同房间以及最后退出时，边退边消毒经过的地面；病人穿过的衣物、吃过的剩余食品、使用过的餐具及其他生活用品、吐泻物等，按照随时消毒的方法进行消毒；对于室外环境，根据流行病学调查和室外环境采集标本的实验室检测结果，对污染区域及可能污染区域，尤其水井和污水排放处等区域进行消毒。

接触者的管理：调查与病例在发病前5天内及病后有过饮食、生活上密切接触的人，了解其健康状况（特别是每日大便次数和性状），限制其活动范围，对其排泄物进行消毒。

采样送检：对疫点内所有人员，自开始处理之日起每日验便1次，连续2天。第一次采便应在服药前进行。对疫点内的食品、环境采集标本检测霍乱病原。

预防服药：给病人家属和密切接触者预防服药。一般可根据药敏试验情况和药物来源选择一种抗菌药物，连服2天。

药物灭蝇：在疫点范围内喷洒0.1%～0.2%敌敌畏溶液灭蝇。

③疫区处理

在疫区内需要针对目标地区和目标人群加大主动监测和全面防治工作力度，并防止传染源或受污染食品向疫区外扩散。工作主要包括：

a. 建立专门的监测报告和分析工作小组。通过主动监测及时发现新的或已经存在的病人和带菌者，迅速予以就地隔离治疗。

b. 开展卫生宣传教育，使疫区群众了解情况，掌握霍乱预防方法，并提高发现疾病和及时入院检查的意识。

c. 加强疫区卫生管理。实施疫区内灭蝇；集中式供水应加氯消毒，开放性水源、大口井以及不能加氯消毒的集中式供水应实施消毒；了解当地生活习惯和家庭生活污水排放、粪便排放方式，禁止未经处理的污水粪便排入环境，尤其是避免污染环境水体。

d. 加强食品卫生和集市贸易卫生管理。管好食品摊点和集市贸易日常经营活动；要求食堂不供应生冷食品，不生吃海产和水产品；对食堂从业人员进行病例检索和带菌调查，采集粪便标本检测霍乱病原；通过宣传和检查管理，严格食堂人员的卫生操作；疫区管理期间海产和水产品就地销售，不准运出疫区。对能分离到霍乱弧菌的食品或原材料立即查封，迅速追踪来源和去向，发现可能的污染并防止造成新的感染。对检出污染霍乱弧菌的市场严格卫生管理、进行环境消毒和污染食品的销毁处理。

e. 管理期间限制人员流动，约束或暂停为婚丧、集会等举办的聚餐活动；根据食品污染调查和流行病学分析，必要时停止具有较明显感染传播可能性的集市。

④环境卫生学评价

在疫点和疫区，于消毒前、后采集病人吐泻物污染处的环境标本，井水及病例生活接触的其他水体标本以及食品、市售水产品标本等，进行霍乱弧菌分离，通过消毒前后的对比评价污染情况和消毒效果。消毒前分离到病毒霍乱弧菌的区域是采样检测重点。

⑤暴发流行的专项监测

建立针对暴发流行的专项监测系统，明确人员职责和工作内容；尽可能收集调查所列的详细信息；统计病例在时间、地点和人群中的分布；划定疫点、疫区；鉴别二、三代病例，分析传播链；收集疫点（疫区）的基本资料，包括气象、地理、水系、人口状况、生活习惯、环境与饮食卫生、医疗服务设施和能力等。整理、分析调查资料并及时报告疫情处理领导小组。

⑥健康教育

通过多种途径向群众宣传防治霍乱的要点，宣传内容宜通俗易懂、表达准确，根据防止“病从口入”的原则提出具体做法。指导消杀药品的正确使用方法，尽量使用群众易理解的重量和容积测量单位。同时向群众宣传，当出现腹泻症状时要及时就诊、自觉隔离，不要擅自使用抗生素。鼓励群众积极配合疫情调查以及消杀工作。

⑦控制措施效果评价与措施调整

在疫情控制过程中，需要同时开展控制措施效果评价和卫生经济学评价，必要时根据评价结果及时提出改进措施。效果评价应严格设计，使用可以对比、量化的指标，有计划、有目的进行。

⑧疫点疫区解除

疫点和疫区解除后可终止应急反应。一般疫点处理后 5～6 天内无新病例出现，即可解除疫点；采取疫点处理措施后，对接触者连续查便二次阴性，霍乱弧菌污染源经处理后二次采样检测结果阴性，且无续发病人出现时，也可予以解除疫点。疫区范围内最后一个疫点解除后，再观察 5 天，如无新病人和带菌者出现，即可解除疫区管理。

（7）医疗救援

①霍乱病人的医疗救治

初步确诊病人要在医院传染科病房或严格隔离的医疗点治疗。医院、诊所收治霍乱病人后，治疗过程中需严格落实隔离措施，对病人使用的物品必须进行浸泡或高压消毒，尤其应注意病人吐泻物的消毒，防止病原菌随污物排出到医院外。对霍乱病人应就近治疗，避免不必要的转院。若因没有救治条件需要转送病人，转送过程中应严格隔离病人，随带盛放吐泻物的容器，对途中污染和可能污染的物品进行随时消毒处理。对霍乱死亡病例，尸体应进行体表消毒后再予以火葬。病人入院后在抢救治疗的同时应立即采便送检；如有呕吐物，也可同时送检。对陪护者应同时采便送检。粪便、呕吐物标本的采集一定要在服用抗生素之前，或在第一次口服的当时，但并不是服药后就不再采集标本。霍乱病人，尤其典型病人体内水分和电解质丢失严重，治疗原则是防治脱水、纠正水、电解质紊乱、合理使用抗菌药物。

②出现大量病人时的医疗救援

当一个地区集中出现大量病人时，疫情防治领导小组需要综合组织当地的医疗资源开展应急救治工作；同时，根据暴发流行程度和当地医疗资源状况，考虑协调邻近地区或其他地区的医疗资源，协助救治病人和医学隔离观察密切接触者。设立临时医疗救治站（点）是应对出现不能及时入院治疗的大批病人的医疗救援方式。对于建立临时医疗救治站（点），需要会同传染病流行病学人员、环境卫生管理人员、医院负责人员、当地政府有关人员共同讨论地点的选择，基本原则是距离暴发点近，周边没有开放的水源水体如池塘、河流、湖泊等，便于卫生管理，有电力供应和防雨、防风、防寒建筑或设施。临时医疗救治站（点）建立和收治病人后，应作为医院传染病房或重要疫点对待，落实隔离、防病、消毒等措施。

（8）响应终止和善后处理

在霍乱疫情涉及地域范围内所有霍乱疫点被解除后，可终止应急响应。疫点的解除指征为：疫点内所有人员间隔两天的连续验便分离霍乱弧菌为阴性，同时末例霍乱病例发生 7 天后无新发病例出现，可解除疫点。符合终止条件时，由相应级别的卫生行政部门组织专家进行分析论证，提出终止应急响应的建议，报同级人民政府或应急指挥部批准后实施。在霍乱应急处理终止后，着重开展的工作主要为常规的霍乱疫情监测以及环境和食品安全性评估。暴发流行后的环境安全性评估，目的在于监测引起暴发流行的环境和食品中霍乱弧菌污染是否消除，或暴发流行中受到污染的环境是否达到卫生安全要求。

### 4. 鼠疫

(1) 概述

鼠疫是由鼠疫杆菌引起的自然疫源性传染病，其在自然界的存在需要依靠一定种类的动物、媒介和适合这类生物生存的自然条件，因此具有地方性。鼠疫杆菌属耶尔森氏菌属，为革兰氏染色阴性短小杆菌，无鞭毛，不能活动，不形成芽孢。鼠疫杆菌在低温及有机体生存时间较长，在脓痰中存活10～20天，尸体内可活数周至数月，蚤粪中能存活1个月以上；对光、热、干燥及一般消毒剂均甚敏感。

鼠疫临床上可分为腺型、肺型、败血型和轻型四型。潜伏期一般为2～5天。腺鼠疫或败血型鼠疫潜伏期2～7天；原发性肺鼠疫1～4天，甚至短至数小时；曾预防接种者，可长至12天。

鼠疫传播途径主要是由啮齿动物及其身上的蚤类将细菌传播给人。如果不是因为受到生物恐怖袭击，首例鼠疫病人必然是在鼠疫自然疫源地或与染病动物及其相关产品接触时受到感染。因此，可疑病人是否到过自然疫源地、是否接触过可疑物品，是作出鼠疫诊断的重要流行病学线索。

①鼠疫自然疫源地分布

经过多年防治工作，我国各地鼠疫多呈散发状态，全国每年发病总数在数例至200余例的范围之内。我国的鼠疫防治机制基本能控制自然的鼠疫感染，除了一些医疗卫生条件非常落后的偏远地区，目前极少发生鼠疫在人与人之间的传播。

②造成鼠疫突发事件的主要因素

现代社会中，仍然存在酿成鼠疫突发事件的条件，并具有现实可能性，如1994年发生在印度苏拉特的肺鼠疫流行事件。造成鼠疫突发事件的主要因素如下：

a. 鼠疫病人因旅行进入非鼠疫流行地区；

b. 受到敌对势力的生物恐怖袭击；

c. 自然条件变化造成鼠疫自然疫源地扩展，原无鼠疫的地区成为自然疫源地；

d. 早期诊断失误造成鼠疫的人间传播。

（2）事件的发现与早期处理

①鼠疫突发事件的发现与报告

在鼠疫非流行地区或遭到恐怖袭击等特殊情况下，出现符合鼠疫诊断标准的病例时，医师即应提高对鼠疫的警觉。

按照《中华人民共和国传染病防治法》的规定，作出疑似鼠疫诊断的医师应当立即发出传染病报告，并做好鼠疫的早期处理工作。卫生行政部门接到疑似鼠疫的传染病报告后，应当立即联系就近的鼠疫防治机构，进行调查，并督促标本采集、运送和检测工作。

在鼠疫突发事件中要遵循以“报告病死鼠（獭）、报告不明原因的高热病人和急死病人”“不私自捕猎疫源动物、不剥食疫源动物、不私自携带疫源动物及其产品出疫区”为主要内容的“三报三不”制度，以利于早期发现和控制鼠疫疫情。

②鼠疫的诊断

鼠疫的诊断应综合考虑流行病学史、临床表现、实验检测等资料。

流行病学史：患者发病前10天到过鼠疫动物病流行区或接触过鼠疫疫区内的疫源动物、动物制品及鼠疫病人，进入过鼠疫实验室或接触过鼠疫实验用品。

临床表现：突然发病、高热、白细胞剧增，在未用抗菌药物情况下，病情在24小时内迅速恶化并具有下列综合征之一：a. 急性淋巴结炎、肿胀、剧烈疼痛并出现强迫体位；b. 出现重度毒血症、休克综合征而无明显淋巴结肿胀；c、咳嗽、胸痛、咳痰带血或咯血；d、重症结膜炎并有严重的下眼睑水肿；e. 血性腹泻并有重症腹痛、高热及休克综合征；f. 皮肤出现剧痛性红色丘疹，其后逐渐隆起，形成血性水疱，周边呈灰黑色（如水疱破溃，创面也呈灰黑色），基底坚硬；g. 剧烈头痛、昏睡、颈部强直、谵语躁动、颅压高、脑脊液浑浊。

病原分离：患者的淋巴结穿刺液、血液、痰液，咽部和眼分泌物以及尸体脏器或管状骨骨骺取样标本，可分离到鼠疫杆菌。

血清学检测：检侧 Fl 抗体。

疑似鼠疫：在具备鼠疫流行病学史的基础上，出现鼠疫临床表现中的任一项。

确诊鼠疫：疑似病例分离到鼠疫杆菌，或 2 次血清学检侧特异性抗体滴度 4 倍以上增长，可确诊。根据临床表现所在部位或系统，可分型为：腺型鼠疫、败血型鼠疫、肺型鼠疫、眼型鼠疫、肠型鼠疫、皮肤型鼠疫、脑膜炎型鼠疫。

隐性感染：有鼠疫流行病学线索，无明显的鼠疫临床表现，无鼠疫菌苗接种史，PHA 检侧其血清出现 1∶40 以上 Fl 抗体滴度者。

鉴别诊断：本病须与钩端螺旋体病、炭疽病、恙虫病、野兔热和其他严重的急性淋巴结炎、肺炎和败血症相鉴别。

③鼠疫突发事件的早期处理

由于鼠疫传染性强，其控制措施会引起较大的经济损失。为避免事态扩大，在突发公共卫生事件响应之前，就必须采取早期处理措施。

a. 减少病人与周围人员接触：如果病人发病在公共场所，场所负责人应设法调整病人的位置，减少病人与周围人员接触的机会。当医师考虑到鼠疫诊断后，应当将病人在适当地点隔离治疗，拒绝探视。

病人发病时所在场所的负责人、首诊医师、病人所在单位的负责人和病人的家属，应当尽一切可能了解从病人发病开始，与病人接触过的人员，并向调查人员报告。

b. 采取标本：当医师考虑到鼠疫诊断时，应在开始抗生素治疗前采取标本。如果在怀疑鼠疫诊断之前病人已经开始治疗，也同样需要采取标本，并注意采取恢复期标本。

所有怀疑鼠疫的病人，都必须采取静脉血 3ml～5ml，特别注意应在疾病急性期内采样；如果因治疗原因在疾病急性期内未能作出诊断，则需要采取恢复期血清，以起病后第 14 日或退热后第 7 日左右采样为宜。

其他标本则根据病人的症状决定：疑似肠鼠疫，采取粪便标本，疑似肺鼠疫，采取咽拭子或咳嗽标本，疑似眼鼠疫，采取眼分泌物，疑似皮肤鼠疫，采取脓疤穿刺液或溃疡创面的涂拭子，淋巴结肿大者采取淋巴结穿刺液，出现脑膜刺激征时应采取脑脊液。

急死病人应尽可能动员进行尸检，除常规病理解剖要求外，要求采取心腔血液、各种积液、肺脏、肝脏、脾脏以及肿大的淋巴结标本。

采取标本时应严格按有关规定进行个人防护。以无菌手续采取标本，置标本于无菌容器内；尽快送检，运送时置 4℃ 保存。

c. 报送标本：鼠疫的确诊必须经专业实验室进行。

标本应当按照《高致病性病原微生物菌（毒）种或样本运输管理程序》的规定包装、运送。

（3）事件分级与响应

卫生行政部门接到疑似鼠疫的传染病报告后，应当立即联系就近的鼠疫防治机构或疾病预防控制机构，派出应急人员，在做好个人防护的情况下，进入现场根据初步调查，首先对事件的性质、发生的规模和潜在危险性进行分析评估，立即报告当地卫生行政部门。

①事件分级按照疫情波及区域、严重程度等将鼠疫疫情划分成四级：

a. 符合特别重大突发公共卫生事件的鼠疫疫情（Ⅰ级）：肺鼠疫在大、中城市发生并有扩散趋势；或肺鼠疫疫情波及两个以上的省份，并有进一步扩散趋势。

b. 符合重大突发公共卫生事件的鼠疫疫情（Ⅱ级）：在一个县（市）行政区域内，一个平均潜伏期内（6 天）发生 5 例以上肺鼠疫病例；或者相关联的肺鼠疫疫情波及两个以上的县（市）；腺鼠疫发生流行，在一个市（地）行政区城内，一个平均潜伏期内多点连续发病 20 例以上；或腺鼠疫流行范围波及两个以上市（地）。

c. 符合较大突发公共卫生事件的鼠疫疫情（Ⅲ级）：发生肺鼠疫病例，一个平均潜伏期内病例数未超过 5 例，流行范围在一个县（市）行政区域以内；腺鼠疫发生流行，在一个县（市）行政区域内，一个平均潜伏期内连续发病 10 例以上；或腺鼠疫流行范围波及两个以上县（市）。

d. 符合一般突发公共卫生事件的鼠疫疫情（Ⅳ级）：腺鼠

疫在一个县（市）行政区域内发生，一个平均潜伏期内病例数未超过10例。

②事件响应

符合特别重大突发公共卫生事件的鼠疫疫情（Ⅰ级），由国务院负责统一领导和指挥，国务院卫生行政部门和地方人民政府作出相应的应急反应；符合重大突发公共卫生事件的鼠疫疫情（Ⅱ级），由省、自治区、直辖市人民政府负责统一领导和指挥，省级人民政府卫生行政部门、省级以下地方人民政府作出相应的应急反应。国务院卫生行政部门加强督导与支持；符合较大突发公共卫生事件的鼠疫疫情（Ⅲ级），由省级以下地方人民政府及其行政部门作出相应的应急反应，国务院及省级人民政府卫生行政部门加强督导与技术支持；符合一般突发公共卫生事件的鼠疫疫情（Ⅳ级），由县级地方人民政府及其卫生行政部门作出相应的应急反应，省级及市（地）级人民政府卫生行政部门提供技术指导与支持。

（4）现场调查

开展现场流行病学调查，以便及时发现同时感染的后续发病者，防止在接触者调查和隔离中有所遗漏，并为判断突发事件的成因和生物攻击的来源提供证据。内容包括：病例及接触者调查；媒介宿主调查。

（5）现场疫情控制

①隔离治疗病人

鼠疫病人应就地隔离治疗，避免远距离运送。如果同时发生多例病人，可以征用适当的医疗机构或其他设施以利于抢救，但隔离区域必须是单独的建筑物或建筑物中有相对独立的部分。隔离前应事先转移其他人员，对环境进行消毒和灭蚤、灭鼠。

对肺鼠疫病人，需要采取严格的隔离措施以防空气传播，直至完成48小时有效的抗生素治疗并出现临床好转为止；对腺鼠疫患者（如果无咳嗽，X线胸透阴性），在完成48小时有效治疗和临床症状好转之前，必须对其引流物和分泌物做消毒处理。

特异性治疗：首选链霉素，若无链毒素则可用庆大霉素、四环素或氯霉素。

②隔离观察接触者

鼠疫的潜伏期无传染性，潜伏期内接触者或间接接触者不需要隔离。

负责隔离观察的人员必须每日定时了解被隔离者的健康情况，测量体温和进行必要的身体检查，及时发现发病的迹象。

接触者的隔离地点应适合医学观察的需要，保障被隔离者的生活需要并有利于切断他们与周围人员的接触。切不可将疑似病人与接触者混合隔离在同一空间之内。接触者中出现发病迹象者，应立即单独隔离或转入隔离鼠疫病人的地方。

预防性服药：对接触者和被隔离的观察者需实施预防性服用磺胺类抗生素。

③现场卫生处理

a. 消毒：与鼠疫病人有关的所有废弃物品，最好经高压消毒或焚毁，不能焚毁或用消毒液浸泡的有价值物品，可用环氧乙烷熏蒸消毒。鼠疫菌对消毒的耐受性不强，病人周围的环境，应经常性地使用中效以下消毒剂如新洁尔灭等擦拭；病人出院、死亡后进行的终末消毒，或在无人的场所，才使用高效消毒剂彻底消毒。

b. 媒介生物控制：若突发事件发生在鼠疫自然疫源地区，应采取媒介生物控制措施。首先从疫点开始向周围实施强化灭蚤；当灭蚤取得满意效果后，才在感染地区开展灭鼠工作，或者灭鼠与灭蚤同步进行。现场工作者要落实防蚤措施，在衣服上撒杀虫粉，每日使用驱虫剂。

若事件发生在鼠疫自然疫源地之外，不存在传播媒介（蚤）的情况下，杀虫和灭鼠不是必须的，达到卫生学要求即可。

④区域封锁与交通检疫

一般的突发鼠疫事件，在采取上述措施后即可得到控制。若由于各种原因错过了早期发现的时机，致使接触者的人数难以查清时，则需要采取区域封锁和交通检疫等措施。一般情况下，如果鼠疫在人与人之间传播超过10例以上，特别是在重要城市中，接触者的人数很难查清，采取区域封锁和交通检疫措施是必要的。

a. 区域封锁与交通检疫措施由相应级别的政府下令实施，以检疫机构为主组织实施。

b. 在实施区域封锁时，应以病人发生的地点为核心，划出一定适合隔离的区域，断绝区域内外的一切交通。区域内的所有人员由专业人员进行医学观察，区域内的生活由防疫队负责组织，区域内的各种供应由区域外组织，并运送到交界地点。区域内实施投药预防，区域外一定范围内接种疫苗。

c. 交通检疫以发生鼠疫病人的城市为核心，限制该城市的对外交通。可以采取凭身份证件和健康证明购票，在车站、机场等处监测旅客体温，在交通工具上加强医学巡视以及在目的城市实施检疫等措施。

d. 区域封锁与交通检疫必定对社会安定和经济发展带来重大影响，应尽力避免实行。在偏远和经济不够发达的地区，政府可以衡量经济损失和安全影响，适当扩大区域封锁的使用条件，以减轻接触者调查的压力。

（6）健康教育

发生鼠疫疫情时，宣传教育应当突出以下两方面要点：

①鼠疫是一种人类已经研究多年的传染病，可防、可治、不可怕，只要能够及早发现和及早治疗，所有的病人都可以治愈。我国已经有多年控制鼠疫的经验，只要按照政府的要求去做，不必慌乱，事件可在短期内得到控制。

②鼠疫是一种病情发展极快，易导致病人死亡和疾病传播的高度危险传染病，因此，为了病人和接触者本身的安全考虑，发生疫情时必须采取一定的强制性措施。

（7）响应终止和善后处理

病人的体温恢复正常，主要症状消失，每隔一日进行细菌学检验结果连续二次阴性，方可解除对病人的隔离。最后一例鼠疫病人得到隔离后9天，没有新病例发生，现场经过消毒处理，由相应级别的卫生行政部门组织专家进行分析论证，提出终止应急响应的建议，报同级人民政府或应急指挥部批准后，即可解除区域封锁和交通检疫等措施。响应终止后，应急指挥机构应组织对事件处理过程的总结和评估，内容主要包括事件概况、现场调查与处理概况、病人救治情况、控制措施效果评价、应急处理过程中的存在问题及改进建议等。总结报告上报本级人民政府和上一级人民政府行政部门。



### 5. 炭疽

（1）概述

炭疽是由炭疽杆菌引起的人畜共患的急性传染病，流行广泛，危害巨大。动物炭疽通常发生于野生或家养的低等脊椎动物，如羊、牛、骆驼等；人类炭疽主要由患病或死亡的草食动物感染而发病。其潜伏期1～7日，也有短至12小时，长至两个月或以上。根据病原菌侵入途径的不同，炭疽主要可分为皮肤炭疽（体表感染型）、肺炭疽（吸入感染型）、肠炭疽（经口感染型）及脑膜炎型炭疽等类型，主要表现为局部皮肤坏死及特异的黑痂，或表现为肺部、肠道及脑膜的急性感染，病程中常并发败血症，最终可因毒素引起机体功能衰竭而死亡，除皮肤炭疽外，病死率极高。

人类对炭疽普遍易感，我国所有地区均有发病；但发病多见于农牧民、屠宰、皮毛加工，兽医及实验室人员；发病与否与人体的抵抗力有密切关系。由于畜牧业的发展程度、群众屠宰病畜的习惯、土壤污染面积的积累以及医务人员对本病的警觉性不同，高发省份较为固定，过去5年内发病由高到低排序为：贵州、新疆、甘肃、四川和广西。皮肤炭疽具有十分典型的临床表现，诊断相对容易，人与人之间的传播能力不强；肺炭疽发生率很低，而且即使累及肺脏，传播能力也相对有限。因此，在自然流行情况下，炭疽基本上不会形成突发事件。炭疽的主要问题在于，牲畜患炭疽死亡会造成土壤污染。由于该菌有形成芽孢的能力，芽孢在土壤中可存活数十年，因此污染一旦形成就极难消除，造成恶性循环，感染会不断产生。

尽管在一般条件下，炭疽很难发展成为突发公共卫生事件，但由于炭疽芽孢杆菌的特殊性质，这种危险依然存在。酿成炭疽相关突发事件的主要原因主要有：误食感染炭疽动物的肉类或被炭疽杆菌污染的食物、饮水，造成群体性发病并由此衍生出肺炭疽病人；受到敌对势力的生物恐怖袭击等。

（2）炭疽的发现与诊断

①警惕炭疽突发事件的发生

一般皮肤炭疽的临床表现十分典型，诊断相对容易；周围出现皮肤炭疽病人以及存在与患病牲畜、可疑肉类及其他动物制品的接触史，可作为诊断其他类型炭疽的线索。但在突发事件情况下，病人接触史可能以吸入为主（如生物恐怖袭击），或群体中未出现典型皮肤炭疽病人。医师在遇到此类不明原因群体发病时，应提高对炭疽诊断的警觉性。

出现下列情况时，医师应考虑炭疽的可能性，采取标本，涂片镜检，进行临床诊断：

a. 出现多例以高热、剧烈腹痛、血性腹泻为主要表现的病人，且与进食某来源的肉类或动物制品相联系，特别是同一类型的病人中出现肺部、脑膜受累的情况；

b. 出现多例以高热、肺部感染为特征的病人，病人病情严重但肺部X线表现相对轻微；

c. 出现上述病人同时，可能出现以黑色坚硬焦痂、疼痛不显著、周围水肿明显的皮肤溃疡为特征的皮肤炭疽病人。

②炭疽的诊断

怀疑炭疽诊断时，应按以下要求采集标本；所有病人均采取血液标本；有肺部受累表现者取痰或咳痰标本；腹泻者取粪便标本，注意取其中血性部分；其他脏器受累者取相应标本，如脑膜刺激征者取脑脊液标本；如发现腔道或皮肤表面出血，也应采取血液标本，所采标本不仅用于涂片镜检，还应当为随后的细菌分离培养与抗体检查预留标本。

a. 临床诊断：具备皮肤炭疽、肠炭疽、肺炭疽、脑膜炎型炭疽、败血型炭疽等任何一类临床表现，且皮肤损害的分泌物、痰、呕吐物、排泄物或血液、脑脊液等标本在显微镜下发现两端平齐、革兰氏染色阳性的粗大杆菌是炭疽临床诊断的基本依据。

作出诊断的医师应按照《中华人民共和国传染病防治法》的规定发出肺炭疽临床诊断报告，并立即采取早期隔离措施。

b. 确定诊断：皮肤损害的分泌物、痰、呕吐物、排泄物或血液、脑脊液等标本，细菌分离培养获炭疽芽孢杆菌或血清抗炭疽特异性抗体滴度出现4倍或4倍以上升高。

c. 鉴别诊断：皮肤炭疽应与痈、蜂窝组织炎、丹毒、恙虫病、野兔热等相鉴别；肺炭疽应与大叶性肺炎、肺鼠疫、钩端螺旋体病等鉴别；肠炭疽应鉴别于沙门菌肠炎、出血坏死性肠炎；炭疽败血症应与其他细菌引起的败血症相鉴别；炭疽性脑膜炎患者脑脊液呈血性改变，应与蛛网膜下腔出血相鉴别。

（3）事件分级及响应

卫生行政部门接到炭疽突发事件报告后，应当立即派出应急人员，在做好个人防护的情况下，进入现场。根据初步调查，首先对事件性质、发生规模和潜在危险性进行分析评估，立即报告当地卫生行政部门。

①事件分级

a. 符合特别重大突发公共卫生事件的炭疽疫情（Ⅰ级），肺炭疽在大、中城市发生并有扩散趋势；或肺炭疽疫情波及两个以上的省份，并有进一步扩散趋势。

b. 符合重大突发公共卫生事件的炭疽疫情（Ⅱ级）：在一个县（市）行政区域内，一个平均潜伏期内（6天）发生5例以上肺炭疽病例；或者相关联的肺炭疽疫情波及两个以上的县（市）。

c. 符合较大突发公共卫生事件的炭疽疫情（Ⅲ级）：发生

肺炭疽病例，一个平均潜伏期内病例数未超过5例，流行范围在一个县（市）行政区域以内。

d. 符合一般突发公共卫生事件的炭疽疫情（Ⅳ）级：由县级人民政府卫生行政部门认定的炭疽疫情。

②事件响应

相应级别的政府接到报告后，应成立应急处理指挥部，由主管领导负责，组织卫生、畜牧、检验检疫、监督执法、公安、交通、工商等部门统一组织紧急疫情处理工作。

应急处理指挥部承担以下职责：

a. 决定隔离治疗病人的方式，调集适当的医疗力量抢救病人生命。

b. 决定密切接触者的隔离观察方式，调集足够的力量进行调查和疾病控制工作；决定实施和解除疫区封锁及交通检疫措施。

c. 协调卫生与畜牧系统的工作，调查并控制牲畜炭疽；决定实施实施和解除疫畜处理、牲畜检疫及市场控制措施。

d. 协调政府各部门的工作，保障疫情处理工作安全有序地进行。

e. 调集安全防护装备，检查疫情处理人员的安全防护情况，防止疫情处理人员感染。

f. 调集生活保障物资，保障被隔离和封锁人员的生活供给。

同时，指挥部负责调集人员组成5支疫情控制队伍，即医疗救治组、人间疫情调查与控制组、畜间疫情调查与控制组、安全执法组、后勤保障组，实施疫情处理工作。

（4）现场调查

包括：核实诊断、疫区调查两部分内容。

（5）现场疫情控制

①病人隔离治疗与处置

a. 肺炭疽病人应在隔离条件下治疗，如发现病人所处的地点不能满足隔离要求，应将病人转移至适合隔离的场所。

b. 除有效的抗生素治疗外，应特别注重建立有效的支持疗法，以挽救病人的生命。

c. 原有肺部基础疾病的病人，在罹患其他病型的炭疽时，容易造成肺部炭疽感染。此时，除按照肺炭疽处理和治疗外，不能忽略原有疾病的治疗。

d. 炭疽病人死亡，有出血迹象的孔道应以浸透消毒剂的棉花填塞，尸体以浸透消毒剂的床单包裹后火化。应做好死者家属的工作，禁止举行仪式并防止接触尸体。

e. 治疗、护理肺炭疽病人的医务人员在接触病人时，直接处理病人污染材料的人员在工作时，必须按照呼吸道传染病的防护要求防护着装。

②密切接触者隔离观察与处置

a. 肺炭疽病人自出现症状至被隔离期间的所有密切接触者，都应当在隔离条件下接受医学观察。观察期间发现有发病迹象者，立即作为疑似病人隔离治疗。

b. 对隔离人员的医学观察，至少应每日一次测量体温和询问健康状况；对曾经与病人共同居住或护理过病人的高度密切接触者，可同时给予青霉素或同类抗生素注射，常规剂量预防性治疗 3 天。接触者不使用疫苗预防。

c. 不主张实行大面积的群众性预防服药。发生多例肺炭疽病人时，在隔离观察的接触者中实施预防服药；而在病人周围一定范围内的人群，实行炭疽疫苗预防接种。

d. 失去联系的密切接触者由安全执法组负责搜寻，由其所在地点的疾病预防控制机构按照上述原则隔离进行医学观察。

e. 治疗及处理肺炭疽病人的医务人员及直接处理病人污染材料的人员，应视为病人的密切接触者，在工作期间及结束工作后的 12 天内，与其他人员隔离。

③牲畜疫情处理

a. 感染炭疽的牲畜应视其病情和经济价值予以治疗或处死。处死炭疽疫畜必须以不流血的方式，不得屠宰。死于炭疽的疫畜尸体尽可能火化，不得已时则须深埋 2m 以下，并留下永久性标记以防止误掘。

b. 病畜畜圈、屠宰地点等受到芽孢杆菌严重污染的场所应彻底消毒。

c. 证实牲畜间炭疽流行，流行区域及其周边地区的牲畜应普遍接种炭疽疫苗，接种覆盖率应达 80%以上。

④牲畜检疫

a. 炭疽流行地区生产的肉类，应按照食品卫生法要求逐头检疫，证明没有受到炭疽感染方可投放市场。牲畜的皮、毛也必须比照该法予以管理。

b. 在炭疽流行地区内饲养的牲畜，出售到流行区以外时应按照动植物检疫法实行检疫，必须在无疫病场所畜养 30 日，无炭疽病畜发生方可交易。

c. 在上述两条无法实行时，当地政府可以封闭牲畜及牲畜产品交易市场，待流行得到控制时再行开放。

⑤区域封锁与交通检疫

a. 发生人与人之间传播的肺炭疽流行时或病人数目众多，密切接触者无法查明时，可由当地政府宣布实施疫区封锁。

b. 所有运入封锁区域的物资，都只运送到检疫站的交接区域，由封锁区域内的人员再行运入封锁区。

c. 必要时可以设置交通检疫，在交通要道设置检疫站，检查通过人员来自封锁区域之外的证明。

d. 安全执法组负责疫区封锁和交通检疫的实施，必要时依法执行强制性措施。

⑥现场卫生处理

病人的衣物和用品，应尽可能采取高压消毒或焚毁，不能采取上述措施的有价值的物品，可以使用环氧乙烷蒸熏消毒；隔离治疗病人的环境，只需要保持清洁，可用低毒性的消毒剂如新洁而灭等擦拭；病人出院或死亡，应对该环境进行终末消毒，使用含氯消毒剂反复进行，直到隔日检查连续 3 次没有检出有致病能力的炭疽芽孢杆菌为止。

环境中严重污染的场所，如畜圈、屠宰炭疽疫畜的地点等，也应按照上述最后一项消毒措施处理。

被炭疽芽孢杆菌污染的土地可以改做他用，禁止翻耕和放牧牲畜。

（6）健康教育要点

对疫区内的人群进行肺炭疽防治知识的宣传，增强自我保护意识，改变屠宰患病牲畜、进食未煮熟肉类的习惯，一旦发现人或牲畜的可疑情况，立即报告。

宣传炭疽芽孢杆菌作为生物恐怖武器的可能性，使群众了解在受到生物恐怖袭击时的特殊现象和特殊处理措施。

（7）响应终止和善后处理

病人体温降至正常，因炭疽引起的症状消失后 7 天，经隔日检查连续 3 次没有检出有致病能力的炭疽芽孢杆菌，可以解除隔离。

最后一例病人得到隔离后 12 天，没有新的病人发生，且畜间疫情得到控制，消毒措施经检查合格后，可以解除对密切接触者的隔离。

相应级别的卫生行政部门组织专家进行分析论证，提出终止应急响应的建议，报同级人民政府或应急指挥部批准后，解除疫区封锁和交通检疫等措施。

响应终止后，应急指挥机构应组织对事件处理过程的总结和评估，内容主要包括事件概况、现场调查与处理概况、病人救治情况、控制措施效果评价、应急处理过程中的存在问题及改进建议等，总结报告上报本级人民政府和上一级人民政府卫生行政部门。

**小结：**

以上内容从呼吸道、消化道、虫媒及人兽共患传染病三方面叙述了几种重大传染病疫情的紧急救援。除炭疽、霍乱、鼠疫外，SARS、人感染高致病禽流感无特殊临床治疗方法，救援的关键是针对传染源、传播途径、易感人群的综合措施和公众健康教育。传染源、传播途径的控制主要有消毒灭菌、动物处理等方法。

# 五、新发传染病紧急救援

## 1. 新发传染病概述

新发（新出现的）传染病是指在一个国家或地区新出现的或已经存在的，但发病率或发病地域迅速增加的传染病。

新发传染病的病原体大致可分三类：一是在早已知道的疾病中发现了新的病原体，如消化性溃疡的幽门螺旋杆菌；二是人间可能早已存在的传染病，但近年才被发现和认识，并发现了相应的病原体，如莱姆病的伯氏疏螺旋体、戊型和庚型肝炎病毒等；三是既往人类中不存在的、新出现的传染病病原体，如艾滋病病毒、$O_{139}$霍乱弧菌等。前两种传染病，特别是第二种传染病的病原体，在人间可能早已存在，未被及时发现的主要原因是这些传染病过去在人间的发生不像现在这样频繁，或由于分离培养、检测技术的限制，过去无法识别其病原体，以致未受到人们的关注。因此，这些疾病也可视为新发传染病。

（1）新发传染病的影响因素

①生态及环境的变化

a. 农业发展、工业化饲养家禽、猪鸭共养等，可为新发传染病病原体的筛选及传播提供机会，如流感新亚型的出现等。

b. 由于人类肆意捕杀野生动物、大量饲养宠物，人与动物密切接触机会增多，使一些原本在动物间传播的病原微生物传播给了人类，如汉坦病毒肺综合征、莱姆病等。

c. 全球气候变暖也有利于一些病原微生物及其传播媒介的生长和繁殖，致使一些传染病发生地区的变迁。

d. 森林砍伐、洪水、干旱等气候变化，致使人类居住环境及相关生物生存环境的变化。例如：1993 年美国汉坦病毒肺综合征的发生与气候异常关系密切。美国和欧洲的莱姆病流行与植树造林有关，使传播媒介和宿主动物的活动范围扩大，人类进入该地区即受感染。又如，由于环境的改变使病原微生物为适应生态和宿主环境发生变异，由非致病变为致病性，由弱毒株变为强毒株，或演变成新的病原株，如 $O_{139}$ 霍乱弧菌。

②社会发展与变革

随社会经济发展，大量人口涌向城市，大城市周边出现许多居住环境和卫生条件比较差的居住区，容易造成呼吸道和消化病原微生物的繁殖与传播；另外由于旅游、贸易、战争和贫苦造成人口流动增加，使病原体传播速度和范围增加。人类行为的改变，如不安全性交、吸毒等易造成 HIV、梅毒、淋病等的传播。

a. 人的洲际旅行与货物的世界性流通，使一些传染病可大范围、远距离传播。例如. $O_1$、$O_{139}$霍乱在拉丁美洲的扩散，AIDS、登革热输入我国并扩散。

b. 免疫受损人群的增多：由于人口老龄化、器官移植和免疫抑制剂的使用等因素，使人们机体免疫功能下降或受损，易感染各种病原微生物。

c. 技术和工业的进步：输血、组织和器官移植，抗生素广泛使用，食品供应全球化，食品包装和加工改变，都可对传染病的传播发生影响。食品生产的工业化、大量半成品食物的供应，使大肠杆菌$O_{157}$感染的危险性增加。不规范输血、使用血制品，增加丙肝和AIDS等经血传播疾病的发生。例如，工业化饲养使疯牛病的控制面临巨大压力，中央空调的普遍使用引发军团病暴发流行。

d. 公共卫生设施的失效：媒介控制、饮水净化和消毒措施的失效常可引起相关传染病流行，例如，隐孢子虫病（美国1993年水厂过滤失败），鼠疫（印度1994年撤销鼠疫监督机构、诊治措施失当）。

（2）新发传染病的特点

①新发传染病在何时、何地发生不可预知，因此，无法做好针对性准备。

②人群普遍对其缺乏免疫力，也无有效的预防、诊断措施。来势凶，传播快，范围广和传播途径多。

③往往造成巨大的经济损失和社会影响，例如SARS流行。

④由于从专业人员处得不到确切的预防控制建议，政府决策者无法及时作出决策。

⑤公众得不到有效的宣传和教育，易对新发传染病产生恐慌心理，造成社会的不稳定。

⑥在发生初期，由于临床医生不认识，不知如何采取有效治疗，使部分新发急性传染病病死率较高。例如，埃博拉出血热的病死率可达90%左右，尼巴病毒性脑炎病死率约为48%。

（3）新发传染病应急处置要点

①根据疾病的分布、临床特点，尽快与已知的传染病相鉴别，初步判断是否为新发传染病。

②组成联合调查小组，收集病例及相关资料，根据发病率、病死率、伤残率、续发率等，评估其危害性（包括传染性及防护要求）。

③开展流行病学调查研究，查找流行病学病因，及时采取控制措施，在确认病原学病因前，应充分利用控制传染病疫情的基本理论和力法，最大限度控制疫情。

④就地隔离、对症治疗病人。

⑤对密切接触者实施隔离、医学观察。

⑥为查找病原学病因，应采集病人急性期和恢复期的标本（粪便、尿液、血液、呕吐物、咽拭子、毛发、组织等），并分析判定是否需采集对照人群、动物宿主、生物媒介及实施控制措施前后周围环境（水、食物、空气等）的相关标本，进行实验室检测。

在疫情初期，采集标本时一般应对操作人员按强致病性微生物防护级别要求实施个人防护，对所采集的可能具有传染性的标本应按国家相应管理规范进行分装、保存、运输和检测。从事标本检测的相关实验室应达到相应的生物安全级别（初期一般要求在取得认证的P3以上生物安全级别的实验室中进行）。随着调查工作的进展，应不断进行对可能引起新发传染病的病原体级别进行评估，可根据评估结果，在充分论证的基础上，设定新的防护级别要求。

⑦开展疾病监测和报告，搜索和发现病人。

⑧必要时，可随时征用国家及各级政府及其卫生行政管理部门（包括疾病预防控制系统）处理突发疫情的人力、物力和技术资源储备，开展国际合作研究，提高综合处置疫情的能力。

⑨按国家有关规定，各级政府应按要求及时、准确向公众公布疫情信息。

## 2. 埃博拉出血热

（1）概述

埃博拉出血热，是由一种丝状病毒感染导致的急性出血性、动物源性传染病。1976年，埃博拉出血热在非洲的苏丹和扎伊尔暴发，病死率高达50%～90%，因该病始发于扎伊尔北部的埃博拉河流，并在该区域严重流行，故命名为埃博拉病毒，其形态学、致病性等与马尔堡病毒相似，但免疫原性有所区别。该病毒在室温下稳定，4℃可存活数天，零下70℃能长期保存，但60℃1小时可使病毒全部灭活。紫外线、Y射线、次氯酸、过氧乙酸均可灭活病毒。

（2）流行病学

①传染源与储存宿主埃博拉病毒的自然宿主及首发病例的传染源尚未确定。已征实，人、猴、猩猩以及豚鼠、仓鼠等均可感染发病，并可作为传染源而造成流行。无症状的病毒携带者及动物（如蝙蝠）也可作为传染源。

②传播途径

a. 接触传播：是本病最主要的传播途径。与病人（病毒血症可持续13天）和带病毒的亚临床感染者密切、持久接触，或接触其血液、排泄物及其他污染物等，均可被感染。

b. 空气传播：含有感染动物分泌物、排泄物的飞沫通过呼吸道和结膜传播。

c. 医源性传播：如使用未消毒或消毒不完全的注射器可成为本病的重要传播途径。1976年扎伊尔埃博拉出血热流行时，由污染注射器引起的病例全部死亡。

d. 性传播：病毒在精液中可存活2～3个月，故存在性传播的可能性。

③人群易感性

普遍易感，发病者以15～29岁成人多见。

（3）临床表现

埃博拉出血热潜伏期2～21天，平均7天。

典型病例为急性起病，临床表现为高热、畏寒、头痛、肌痛、恶心、结膜充血及相对缓脉。2～3 天后可有呕吐、腹痛、腹泻、血便等表现。4～5 天进入极期，患者可出现神志改变、多处腔道出血。病程第 5～7 日可出现麻疹样皮疹，数天后消退并脱屑。病程第 10 日左右为出血高峰。非重症者发病后两周内恢复；90%重症死亡在病后 12 天内发生，病人最显著表现为低血压、休克和面部水肿，还可出现 DIC、电解质和酸碱平衡失调。

（4）诊断与治疗

早期诊断相当困难，流行病学史为主要依据。确诊需经特异性抗原、抗体或核酸检测。

①临床诊断　a. 流行病学资料：与病人或其血液、污染物等有接触史；或 3 周内（最长潜伏期）在流行区（如苏丹、乌干达、扎伊尔等）或疑有本病的地区生活、旅行史。b. 临床表现：发热、头痛、肌痛、腹痛、腹泻、咽痛、出血性皮疹及腔道出血等。

②实验室诊断

a. 血清学检测：IgM 抗体阳性可作为现症感染的指标。

b. 病毒抗原及病毒 RNA 检测：病毒抗原及病毒 RNA 检测阳性者可以确诊。

③治疗

本病尚无特效疗法，主要以对症和支持治疗。注意水和电解质平衡，控制出血，肾功能衰竭时可进行血液透析。输注恢复期血浆的疗效还不明确，抗病毒药物的疗效尚有争议。

（5）预防和控制

①严格隔离传染源、防止扩散流行

有条件时，病人应收住负压病房，直至体温正常后7天或病后21天。与起病后3周内的病人有密切接触者应进行严密监测，每日测量体温2次，超过38.3℃即需要入院隔离。按烈性传染病要求及时报告有关部门。

②严格消毒、切断传播途径

病人排泄物及污染物品应用高效或中效化学消毒剂进行严格消毒。病人尸体应用密闭袋子包裹，及时焚烧或就近掩埋。

③严格防护、保护易感人群

接触病人时必须采取严密防护，穿防护服、套鞋、戴防护手套、防护口罩、护目镜及帽子等。病毒分离和培养应在P4级实验室中进行。标本应密闭保存，防止外泄。

④严格检疫、防止病源入境

我国尚未发现该病患者，但对来自疫区的人和动物应严格卫生检疫和监测管理。

### 3. 西尼罗热

（1）概述

西尼罗热（或称西尼罗病毒病），是经蚊子传播的急性发热性疾病，在非洲、南欧、中东、中亚和西亚、大洋洲等地呈地方性流行。其病原体为黄病毒科黄病毒属的西尼罗病毒。该病毒最初于1937年在非洲乌干达首先被分离，由于在西尼罗地区分离，故命名为西尼罗病毒。很长时间西尼罗热主要在非洲和欧洲流行。1999年以后在西半球开始流行，1999年8月至10月在美国纽约突然流行，数百人发病，死亡7例。

西尼罗病毒为有膜RNA病毒，对乙醚和去氧胆酸钠敏感。最适宜pH 6.6，最适宜温度为37℃。对低温和干燥的抵抗力强，用冰冻干燥法在4℃可保存数年。

（2）流行病学

①储存宿主与传染源

鸟类如乌鸦、家雀、知更鸟、海鸥等是西尼罗病毒的储存宿主和传染源。本病为地方性流行病，与一般流行病不同，它不是固定在某些地区常年流行，而是随候鸟的迁徙而扩散，因此被认为是传播最广泛的黄病毒。

②传播途径

当蚊子叮咬带有病毒血症的鸟时，病毒进人蚊体内繁殖，并储存于唾液腺中，当再次叮咬人或动物时可导致感染。库蚊是主要传播媒介，尖音库蚊是美洲的主要传播媒介。西尼罗病毒也可以通过输血、器官移植、哺乳传染或由母亲在孕期传染给婴儿；一般接触（包括亲吻）不会传染。

③易感人群

人群对西尼罗病毒普遍易感，隐性感染和轻型病人常见，受感染后能获得较持久的免疫力。

④流行特征

流行地区 60%以上的青壮年体内抗体呈阳性，无性别差异。由于媒介对环境的要求，温带地区夏季（蚊虫活动季节）为流行期，热带地区可全年发病。

（3）临床表现

西尼罗热潜伏期 3～14 天。临床表现有发热型和脑炎型；大约 80%感染者不出现任何症状呈隐性感染。两型病例均突起高热（40℃以上）发病，部分伴有寒战，发热型愈后良好，脑炎型愈后不佳。

发热型：病例多表现为双峰热，有头痛、眼痛、全身肌肉酸痛，可伴有咽炎，可有恶心、呕吐、腹痛、腹泻、食欲不振等胃肠道症状；高热可致颜面潮红、结膜充血；腋下及腹股沟淋巴结肿大，无明显压痛；约半数病人于发热期或发热期末出疹，表现为颈背部、躯干及四肢的淡红色玫瑰疹或斑丘疹，持续时间约 1 周。80%病人呈自限性。

脑炎型：西尼罗脑炎的病死率在 3 %～15%。病例主要发生在老年人、儿童和青少年。感染后可引起脑膜炎、脑炎和脑膜脑炎。病情较重者体温骤升并持续不降，有剧烈头痛、恶心、呕吐、嗜睡，继而神志不清，颈项强直，出现痉挛、惊厥、呼吸困难甚至呼吸、循环衰竭。2002 年报道数例由于西尼罗病毒感染所致的脊髓灰质炎样综合征病例，病人出现双侧或单侧上肢肌无力并呈渐进性发展，进而出现下肢无力甚至瘫痪等，应该引起重视。

（4）诊断与治疗

依据流行病学资料，在流行地区、流行季节出现发热、皮疹和淋巴结肿大的病人，尤其是伴脑炎症状者，要考虑西尼罗热的可能。西尼罗病毒病实验室诊断包括：从病例标本分离到西尼罗病毒；病人血清以及脑脊液中 IgM 抗体阳性；急性期和恢复期双份血清中西尼罗病毒 IgG 抗体滴度升高 4 倍以上为阳性；由于黄病毒属病毒间存在抗原交叉反应，因此中和实验是血清学检测的标准。此外病人标本的采集时间会影响检测结果，采集时间越早检测阳性率越高。

对西尼罗病人无特效治疗方法，症状严重者以支持疗法为主。

(5) 预防控制要点

本病目前尚无特异性疫苗可供使用，加之流行地点不固定，往往是突发性的，增加了预防难度。主要措施是预防蚊子叮咬。应对病人采取防蚊隔离措施，以防病原体扩散；疫点疫区应开展灭蚊行动，清理环境，杜绝蚊虫滋生；使用蚊虫驱避剂，可减少感染机会。在医疗过程中患本病的风险很小。但是已有通过输血及器官移植而感染西尼罗热的报道，美国已经实行对献血者用 RT－PCR 方法进行筛选。当发现疫情流行或暴发时，开展针对性监测有助于预测流行趋势及疾病扩散范围。监测鸟类的死亡可作为预测本病暴发流行的指标之一，因此在疫区可设计并实施以流行季节鸟类死亡为主要监测内容的症状监测系统。鸟类的感染率及其敏感程度随种类不同有所差异，最高可达 100 %，美国乌鸦的死亡率接近 90%。

### 4. 尼巴病毒脑炎

（1）概述

1998 年 9 月下旬至 1999 年 6 月中旬，在马来西亚暴发了一种病毒性脑炎，发病率高达 265 例，死亡 105 例。绝大多数患者是养猪场或屠宰场的工人，有与猪直接接触史，从未知病因的脑炎患者血清和病死猪的中枢神经、肺和肾组织中分离到一种未知病毒，因在马来西亚尼巴镇患者中首次分离到，所以命名为尼巴病毒。

（2）流行病学

①储存宿主与传染源

果蝠是尼巴病毒的自然保存宿主。近 20 年的时间内，由于人类过度开发，使得东南亚果蝠赖以生存的环境受到明显破坏，果蝠大规模侵入果园和人类居住地，促成了尼巴病毒从果蝠转移并感染猪，进而感染人和其他动物如狗、猫、羊、牛等，猪是重要的传染源。

②传播途径

人类主要通过呼吸道和密切接触传播而感染，发病者均有与猪的密切接触史，人类可在接触病猪组织及体液后感染。传播途径主要是猪一人传播。个别病例病前有与不明原因死亡狗的接触史，因此不能排除与感染的猫或狗的接触传播。尽管病毒可以从患者唾液、尿液、鼻咽部分泌物中检测到，但是尚无资料显示人与人接触传播。

③易感人群

人群普遍易感，但本病有一定的职业特点，养猪场或屠宰场的工人是高危人群。

④流行特征

马来西亚暴发的尼巴病毒脑炎研究资料显示，患者年龄13～68岁，平均37岁，男女比例4.5∶1，93%的患者与猪有密切接触史。尼巴病毒病起初被认为是乙型脑炎病毒所致，但流行病学又与乙型脑炎病毒有所差异，表现为养猪场的成年男性工人多发。尼巴病毒的传播应引起全球公共卫生和畜牧兽医界的高度关注。1997年在马来西首先发现了这种严重危害家猪和人类的新的病毒性传染病。1998年10月自1999年5月期间，尼巴病毒脑炎在马来西亚猪群和部分养猪工人中大规模暴发流行，致使265名养猪工人发病，105人死亡，116万头猪被捕杀，随后本病又殃及新加坡。自2000年2月以来，本病再度在马来西亚流行，引起该国和周边国家的恐慌和广泛关注。我国还未见该病的报道。

（3）临床表现

尼巴病毒脑炎的潜伏期大约1～3周，患者的特征症状是颈部和腹部痉挛，这是与其他病毒脑炎相区别的具有诊病意义的症状。患者的其他症状包括不同程度的头痛和发热，少数病例会出现呼吸道症状，部分病人在24～48小时内出现嗜睡、意识混乱、痉挛、颤抖，有 1/3 的病人会死亡。也有部分人无临床症状，但血清学检测呈阳性反应。猪的临床表现主要为神经症状和呼吸道症状，且发病率高，死亡率低。尼巴病毒感染存在复发和迟发病例，复发距第一次发病的平均间隔时间 8.5 个月，可能与病毒长期持续存在于中枢神经系统有关。亚临床感染率为 8 %～15%。

（4）诊断与治疗

尼巴病毒性脑炎的诊断主要根据患者来自疫区，在发病前 2 周与猪有密切接触史；临床表现有发热、头痛、眩晕、呕吐，不同程度的意识模糊和明显的脑干功能失调：免疫学检查发现尼巴病毒的特异性 IgM、IgG 抗体或 RNA 以及脑部特征性 MRI 表现等。目前尚未发现特异的抗病毒药，治疗重点在于加强护理、对症处理和防治并发症等方面。

（5）预防控制要点

我国南部邻近东南亚地区，气候条件相仿，随着国与国之间交流日益频繁，人群、传播媒介和动物种群的流动也增多，尼巴病毒有可能传入我国，进而造成疾病的流行甚至暴发流行。当周边国家在流行季节发生尼巴病毒性脑炎暴发流行时，应停止猪的进口，严防尼巴病毒从国外传入。在尼巴病毒对人的感染方面，猪起了关键作用，猪感染后，病毒可在猪体内大量繁殖，病毒血症持续时间较长，并可通过呼吸道、尿液、粪便等途径向外界散播病原。病人主要是通过伤口、与猪的分泌液、排泄液以及呼出气体等的接触而受感染。但猪肉或猪的其他产品作为传播媒介还未见报道。假如尼巴病毒病发生后，应立即封锁感染猪场，捕杀病猪和疑似感染猪及其同群猪，深埋处理，烧毁猪舍，并对感染猪场进行全面、彻底的消毒，以消灭或减少传染源；同时禁止疫区的猪向外转运，以防止疫情的蔓延；并对猪、马等易感动物以及养猪从业人员和与猪密切接触的人员进行隔离观察。对居民开展卫生宣传教育运动，及时通报疫情。同时，对屠宰场及周边地区的猪进行持续性监测，及早发现并采取积极措施防止该病的播散。疫区所有与猪接触的人，要求加强个人防护措施，配备防护服、防护口罩、防护手套和靴子等物品。

## 5. 猴痘

(1) 概述

人猴痘病毒是一种罕见、散发、天花样的动物源性病毒，1958 年偶然在实验动物猴子身上被发现，故命名为猴痘病毒。猴痘病毒在体外活力较强，对阳光、紫外线、热、乙醉、高锰酸钾等敏感。

该病于 1970 年初次在人类中发现，主要见于非洲中西部雨林国家，主要表现为皮肤出现类似天花的水疱或脓疱、发热，但病情相对较轻。非洲疫区以有限的人与人传播为主。2003 年 5 月，美国威斯康辛州出现首例猴痘患者，截至当年 6 月 12 日，美国疾病控制中心至少接到疑似病例报告 55 例，确诊9例。

猴痘的出现引起美国的极大关注，原因之一就是担心该病病毒可能从此在北美的野生动物中长期立足，威胁人类，一旦发生进化，将会在人类中更易传播，甚至取代早已消灭的天花病毒而填补已出现的生态链缺口。

（2）流行病学

①储存宿主与传染源

猴类是人类感染猴痘病毒的重要传染源。各种猴类，包括狒狒和猩猩，均易感染猴痘病毒，狒狒似乎更易感，幼猴可能发生重复感染而死亡。啮齿动物或其他哺乳动物是猴痘病毒的主要宿主。目前已从灵长类、鼠类、鸟类、羚羊、非洲象、野猪、穿山甲等多种动物中检测到猴痘病毒或其抗体：由于猴类以小群生活，群间不经常往来，因此不太可能是猴痘病毒的储存宿主。

猴痘病人也是猴痘的重要传染源。美国疾病控制中心在刚果12个村庄调查89个病例，其中人为传染源的继发感染率为73％，由动物传染人的原发感染率为27％。

②传播途径

猴痘病毒主要通过接触传播。可通过直接密切接触由动物传给人，也可以在人与人之间传染，传染媒介主要是血液和体液；人与人之间在长时间、近距离接触时，可能会通过较大的飞沫传播病毒；接触受病毒污染的物品也可能感染病毒。

③易感人群

普遍易感。以青少年和儿童发病较多；男性略多于女性，无显著性差异。

④流行特征

已证实发生人猴痘的国家，主要在非洲中部西部热带雨林地带，以刚果民主共和国发病最多，还有喀麦隆、尼日利亚、利比里亚等国家。

（3）临床表现

猴痘潜伏期一般为7～21天，平均12天，平均病程2～4周；病死率1%～10%。人猴痘病例的临床表现包括：

a. 皮疹：斑疹、丘疹、疮疹或脓疱疹，病灶分散或集中；

b. 发热：体温≥37.4℃；

c. 其他症状与体征：寒战或出汗，头痛、背痛、咽喉痛（“三痛”症状），腹股沟淋巴结肿大，咳嗽，呼吸急促等。

（4）诊断与治疗

①对人猴痘病例的诊断，需考虑以下诊断标准：

a. 临床标准：见“临床表现”。

b. 流行病学标准：接触过进口的有病症的哺乳动物；接触过进口的没有临床病症的哺乳动物，但该哺乳动物曾接触过人或哺乳动物猴痘病例；接触过疑似、可能或确诊人猴痘病例。

c. 实验室标准：临床标本分离培养出猴痘病毒；临床标本PCR方法检测，证实有猴痘病毒DNA；在证实未接触过其他猴痘病毒时，电子显微镜显示受检物中有与猴痘病毒形态一致的病毒存在；在证实未接触过其他猴痘病毒时，免疫组织化学实验显示组织内存在猴痘病毒。

②根据不同情况，对猴痘病例的诊断分为以下三类：

a. 疑似病例：流行病学资料有一项符合；有皮疹或有两项或两项以上其他体征和症状；首发症状的出现在流行病学接触后 21 天之内。

b. 可能病例（临床诊断病例）：流行病学资料有一项符合；有皮疹和两项或两项以上其他体征和症状；首发症状的出现在流行病学接触后 21 天之内。

c. 确诊病例：流行病学资料有一项符合；有皮疹和两项或两项以上其他体征和症状；首发症状的出现在流行病学接触后 21 天之内；一项实验室检查结果为阳性。

③对人猴痘的治疗与处理

目前无确定的特异性治疗方法，主要为对症支持治疗。继发细菌感染时，可适当选用抗生素。针对病原的治疗可应用西多夫韦，从细胞学培养和感染猴子的研究来看，猴痘病毒对西多夫韦较敏感，在发热后、出疹前用药更好。

（5）预防控制要点

①传染源管理与隔离

野生动物为本病的储存宿主和传染源，应严禁由国外输入；必须引进时，应进行严格检疫，证明无病毒感染。国内应禁止个人饲养、捕捉和食用野生动物。动物园饲养的动物，实施全面检疫。

猴痘的病程约为 2～4 周，应隔离治疗至痂皮脱落为止，并尽量减少与健康人接触。另外，应加强对医院废弃物品及病区的消毒处理。

对接触过疑似感染猴痘的动物或人的无症状接触者，应自他们最后一次接触开始，连续观察 21 天，观察内容包括体温、“三痛”症状、咳嗽及皮疹。对有症状（即发热、喉痛、咳嗽）但没有皮疹的人，隔离期应持续到出现发热后 7 天，7 日后解除隔离，但观察工作应持续至解除隔离后 14 天。

②人群防护

医务人员、与病例接触人员，均要求穿防护服、戴防护口罩、双手消毒。当证实暴发疫情是由于某种动物引起时（如美国的暴发疫情，经调查主要由于接触草原土拨鼠及冈比亚大鼠而感染发病），应尽量避免与该类动物的接触；接触此类动物后要彻底洗手。

③疫苗防治

接种天花疫苗可预防猴痘，有效率可达 85%。天花疫苗最好在接触后 4 天内接种（接触后 2 周内接种也可），但对孕妇和湿疹患者忌用。个别人接种天花疫苗可能出现副作用，发生心肌炎和心瓣膜炎，因此建议，除研究猴痘病毒、参与暴发调查或照顾感染病人（或动物）的人群，或者与猴痘患者和感染动物有密切接触人群应当接种天花疫苗外，一般人不推荐接种天花疫苗。

## 6. 肠出血性大肠杆菌 $O_{157}$：$H_7$ 感染

（1）概述

肠出血性大肠杆菌 $O_{157}$：$H_7$，感染后可引起腹泻、出血性肠炎、血栓性血小板减少性紫癜和溶血性尿毒症综合征。该菌为革兰氏染色阴性杆菌；对酸有较强抵抗力，不耐热，75℃以上 1 分钟即被杀死。

肠出血性大肠杆菌 $O_{157}$：$H_7$ 导致人发生感染的剂量较低，仅需 10－100 个菌细胞。1982 年，肠出血性大肠杆菌 $O_{157}$：$H_7$ 首次在美国分离；1996 年 5～8 月，发生在日本的大肠杆菌 $O_{157}$：$H_7$ 感染流行，涉及东京、大阪、京都等 40 多个道府县，累计病人近万人，上百所学校因此而停课；1993 年，在美国发生了一起由大肠杆菌 $O_{157}$：$H_7$ 引起的食源性暴发，700 余人感染，近 10 人死亡。

（2）流行病学

①传染源

该病是人畜共患疾病，携带大肠杆菌 $O_{157}$：$H_7$ 的动物是主要传染源，病人和无症状携带者也可传播病原菌。

②传播途径

大肠杆菌 $O_{157}$：$H_7$ 感染基本上是一种食源性传染病，牛肉、牛奶及其制品、鸡肉、羊肉、猪肉、蔬菜、水果、饮料、水、调料等均传播病原菌。与患者的密切接触也可传播病原菌。

③易感人群

人群普遍易感：儿童和老人比较易感，且容易发生溶血性尿毒症综合征。

④流行特征

全年均可发病，但有明显季节性，5～10月份是高发季节，其他月份也常有病例发生。

（3）临床表现

大肠杆菌$O_{157}$：$H_7$感染的潜伏期为3～7天。表现为无症状感染、轻度腹泻、出血性肠炎、溶血尿毒综合征、血栓性血小板减少性紫癜等形式。出血性肠炎是肠出血性大肠埃希菌感染最常见的症状，一部分患者可发生溶血尿毒综合征和血栓性血小板减少性紫癜。

①出血性肠炎：典型的出血性肠炎的临床表现为腹部剧烈疼痛、水样便，继而有类似下消化道出血的血性粪便，低热或不发热（区别于其他炎症性结肠炎）。血性腹泻时病原菌的分离率较高。

②溶血尿毒综合征：主要包括三种症状：急性肾功能衰竭、血小板减少症、微血管异常溶血性贫血。

③血栓性血小板减少性紫癜：40%的此类患者具有5种症状：发热、血小板减少、微血管异常溶血性贫血、肾功能异常（血尿、蛋白尿、急性肾功能衰竭）和神经系统症状（头痛、轻瘫、谵妄等）。病情发展迅速，90天内有70%的病人死亡。

该病的复发率可高达37%。

（4）诊断与治疗

①诊断标准

a. 疑似病例：符合下列条件之一者，即可诊断为疑似病例。（a）有鲜血便、低热或不发热、痉挛性腹痛的腹泻病例；（b）腹泻若干天后继发少尿或无尿等表现的急性肾功能衰竭病例；（c）腹泻病人粪便标本 $O_{157}$：$H_7$ 抗原免疫胶体金方法检测阳性者。

b. 确诊病例：疑似病例或其他腹泻病患者，具有以下条件之一者即为确诊病例。从粪便标本中检出志贺毒素的肠出血性大肠杆菌 $O_{157}$：$H_7$，或恢复期血清 $O_{157}$ 脂多糖（LPS）IgG 抗体呈4倍升高，或经蛋白印迹试验证实血清标本有与以 $O_{157}$ LPS、或肠出血性大肠杆菌溶血素或志贺毒素分子量一致的特异性抗体。在流行区内，经省级专家组确认，与确诊病例流行病学密切相关，并排除其他疾病的疑似病例，为临床符合病例。

②治疗原则

对 $O_{157}$：$H_7$ 出血性肠炎的治疗原则是对症支持治疗，预防发生溶血尿毒综合征，降低病死率。使用抗生素可刺激病原菌产生和释放志贺毒素，增加发生溶血尿毒综合征的危险。使用止泻药物和抑制肠蠕动的药物，可促进志贺毒素的吸收。

（5）预防控制要点

迅速查明传染源。控制传染源和传播途径，如水源、食品、携带病原菌的家畜家禽等。预防本病应注意食品卫生和个人卫生，避免食用烹调温度不足的牛肉等，不吃不干净及变质食品，生冷食品尽量少吃或不吃，水果应洗干净再吃，不喝不干净的水和饮料。和感染者接触时应特别注意。发生疫情时，首先应加强对病人的隔离治疗；病人排泄物以及受污染的用具、物品和场所等随时进行严格消毒与处理。开展“三管一灭”（管水、管粪、管饮食，消灭苍蝇），以切断传播途径。要加强食品卫生监督监测，加强对集中式供水、单位自备水源的管理，加强对疫区周围及直接关联水源的检测。疫区的家禽、家畜要严格管理，实行圈养，避免人畜混居，禽畜粪便要集中堆放，并进行无害化处理。同时，应利用各种宣传媒体和形式，在疫区迅速开展预防肠道传染病防治知识的正面宣传，教育群众加强个人卫生和环境卫生，养成良好的卫生习惯，把住“病从口入”关。

### 7. 变异型克雅氏病

(1) 概述

变异型克雅氏病（人类疯牛病），是一种以进展型痴呆和精神症状为主要临床表现的退行性中枢神经系统传染病，病死率为100%。该病病原体目前被认为是一种传染性蛋白质粒子，称为朊蛋白（或朊粒体、朊病毒）。1996年英国首次报道了20名变异型克雅氏病患者，与传统的克雅氏病在临床表现、神经病理特征以及实验室检测等各方面显著不同，进一步证明变异型克雅氏病的出现与 20 世纪 80～90 年代英国及欧洲暴发疯牛病有直接关系，人类通过食用受疯牛病病原污染的食物而感染，引起了世界广泛关注和社会恐慌。目前已经发现并确诊的变异型克雅氏病病人超过 170 例，主要在英国。

致病性朊蛋白具有独特的理化特性，对环境的抵抗力极强，对一般常规浓度的化学消毒剂或药品如乙醇、氯仿、丙酮、过氧化氢、甲醛、戊二醛等均不敏感；对煮沸、紫外线及辐射等物理因子也有抵抗力；目前世界卫生组织推荐使用的灭活方法包括 1～2mol／L 氢氧化钠处理 2 小时，次氯酸钠（有效氯不低于 2000mg／L）浸泡 2 小时，134℃～138℃高压蒸气 1 小时。

（2）流行病学特点

①传染源

变异型克雅氏病目前证实已造成疾病传播的传染源主要是疯牛病病牛，其中中枢神经组织、眼组织和淋巴组织具有高度的感染性。另一传染源为变异型克雅氏病病人的血液。

②传播途径

已经证实人类通过食用受疯牛病感染因子污染的食物经消化道感染，导致了变异型克雅氏病的发生。最近研究证实，也可通过处于潜伏期的变异型克雅氏病病人血液在人与人之间传播。

③易感人群

多发生在 18～41 岁人群，平均 27.6 岁。

(3) 临床表现

潜伏期平均5～10年，病程平均14个月。

病例临床表现变异较大，大部分病例以精神异常为主要症状，包括焦虑、抑郁、孤僻、萎靡、幻觉、记忆力障碍及行为异常。病程早期均表现肢体和脸部感觉障碍及进行性小脑综合征；随着病情发展，出现记忆力减退、肌阵挛；后期出现痴呆、精神错乱、瘫痪，最终导致死亡。病程中无炎性反应，脑电图特征性不强。

(4) 诊断

变异型克雅氏病目前所用的具体标准如下：

①病史

a. 进行性神经精神障碍；

b. 病程6个月；

c. 常规检查不提示其他疾病；

d. 无医源性接触史。

②临床表现

a. 早期精神症状（抑郁、焦虑、情感淡漠、妄想）；

b. 持续性疼痛感（疼痛或感觉异常）；

c. 共济失调；

d. 肌阵挛、舞蹈症、肌张力紊乱；

e. 痴呆。

③临床检查

a. 脑电图无典型的散发性克雅氏病波型（约每秒出现一

次的三相周期性复合波）；

b. MRI 质子密度相出现双侧丘脑后结节部高信号。

④扁桃体活检阳性（扁桃体活检不应作为常规检查，在脑电图出现典型的散发性克雅氏病波型后不应进行。对临床表现与变异型克雅氏病相似，而磁共振未出现双侧丘脑后结节部高信号病例的诊断有意义）。

⑤诊断

a. 确立诊断：其有①a 和变异型克雅氏病神经病理学诊断（大脑和小脑广泛的空泡样变及“花瓣样”的 prion 蛋白斑块沉积）。

b. 临床诊断：具有①和②中的任意 4 项，和③ 或①和④。

c. 疑似诊断：具有①和②中的任意 4 项，和③a。

（5）治疗

目前该病仍属无法治愈的致死性疾病。最近几年科学界进行了一些研究，如某些铅化物、吖啶、酚噻嗪衍生物及分子多胺等可抑制 PrPSc（致病朊蛋白）的形成等，但离临床应用还很远。

（6）预防和控制

①疾病监测意义

a. 加强疯牛病和人类克雅氏病的监测，及时发现并控制疯牛病疫情，及时发现变异型克雅氏病病人。对于对朊病毒病感染因子和发病机制有限的认识，对类似的神经退行性疾病缺少有效的治疗，同时发病后的免疫耐受使得特异性预防难以实现，因此对于疯牛病暴发、防止对人类形成灾难性的后果以及在可预见的时期内彻底消灭疯牛病只有依靠有效的监控（包括动物 TSE 及人克雅氏病的监控）。

b. 重视变异型克雅氏病血行感染的威胁。由于其可以通过输血在人与人之间传播，传统克雅氏病也可通过血行感染，已经构成潜在的公共卫生威胁。有必要加强对献血员的筛查和管理，防止克雅氏病感染因子在人间的累积和循环。

②现场调查处理原则

a. 流行病学资料：重点了解可疑病人的家族史、个人居住、旅游史，了解病人职业及饮食习惯。

b. 样本采集：脑组织、扁桃体、脑脊液及血液是常用检测标本。

c. 样本运输：按普通感染性材料运输原则进行。

③防护和隔离原则

a. 医疗防护：变异型克雅氏病和克雅氏病病人的脑组织、扁桃体、脑脊液和血液具有感染性，在样本采集、医学检查、医疗救治和日常护理时应注意防护。应避免直接接触病人组织，避免发生扎伤、手术器械伤等。一旦出现意外，应立即用大量清水反复冲洗。

b. 隔离原则：变异型克雅氏病和克雅氏病感染因子均不能通过呼吸道传播，也不是接触性传染病，对于此类病人无须进行特殊病区隔离，无须负压病房，但最好使用单间。对家属、朋友等密切接触者也无须进行医学隔离。

④感染清除原则

a. 器械使用：病人体表皮肤无感染性，接触体表的检查器械无须进行特殊灭活处理；病人组织、血液具有感染性，尽量使用一次性器械，使用后焚烧处理；必须回收再次使用的器械并进行彻底灭活处理，包括0.5%以上的次氯酸钠消毒2小时（有效氧浓度不低于$5\times10^{-4}$）；3%SDS溶液中100℃煮沸10分钟以上；134℃高压处理1～2小时等。

b. 病人用品：尽量使用一次性用品，使用后焚烧；衣物被褥等物品，特别是污染有病人血液的物品，在病人死亡或出院后最好焚烧处理。

c. 病人排泄物：病人尿液、粪便无明确感染性，一般无须进行特殊处理。

d. 病房处理：病人死亡或离院后病房无须进行特殊消毒处理，局部有可能污染有病人血液、组织的地方，可以使用次氯酸钠或氢氧化钠溶液表面浸泡处理。

## 8. 人感染猪链球菌病

### （1）概述

猪链球菌，为革兰氏阳性球菌，兼性厌氧，目前已确定有35种血清型。该菌是引起猪群较大范围内感染疫情的重要病原体，在密集养猪地区更易流行。感染猪链球菌的猪，可表现为发热、活动减少、厌食等症状，随后可出现共济失调、震颤、角弓反张、失明、失聪、瘫痪、呼吸困难、关节炎、跛足、红斑等表现，可导致流产以及死亡，病程进展迅速。

一定条件下，猪链球菌也可引起人类的严重感染，尤其易导致宰杀及肉品加工人员感染发病，国外多数学者认为人感染猪链球菌病是动物源性职业病。引起人类感染的主要是猪链球菌Ⅱ型，感染后可引起脑膜炎（可致永久性听力丧失）、败血症、心内膜炎、关节炎等严重后果，其中败血症休克型病例的病死率极高，达80%左右。

1968年，丹麦首次报道了人感染猪链球菌脑膜炎病例。至2000年，全球已有数百例人感染猪链球菌病例报道，主要分布于北欧和东南亚国家。1998年夏，我国江苏省南通地区发生一起因接触病、死猪而致人感染猪链球菌病疫情，其中中毒性休克型病例16例，脑膜炎型病例9例。2005年7～8月，四川省局部地区在一定时间内出现多处散发病例，病例达200余例，30多人死亡。

（2）流行病学

①传染源

人感染猪链球菌病是人畜共患传染病，感染猪链球菌的病、死猪是主要传染源。

②传播途径

猪链球菌在猪间主要通过口、鼻途径传播，病菌可存在于猪扁桃腺部位，导致隐性感染或显性发病。人感染猪链球菌病例主要通过密切接触途径，尤其是宰杀病、死猪而得病。2005

年四川发生的200余例病人均有直接接触病死猪肉的历史，主要暴露方式是没有防护的宰杀和洗切等行为，接触部位有伤口是导致感染的重要危险因素；处理猪喉、肺部的人员对猪链球菌Ⅱ型有更高的感染危险。目前，未发现该病可在人与人之间传播。

③易感人群

人群普遍易感。由于职业特点和暴露机会的不同，宰杀、加工病、死猪的人员是感染猪链球菌的感染发病的高危人群。

④流行特征

猪链球菌在夏季高温季节易于大量繁殖，人间感染病例多发生在6～8月。病例在空间上呈高度散发。

（3）临床表现

根据国内两起人感染猪链球菌病暴发疫情的调查结果，其常见潜伏期2～3天，最短数小时，近90%的病例潜伏期在5天以内，近50%的病例潜伏期在2天以内。

常见临床表现包括：发热、畏寒、肌肉酸痛、关节肿痛、恶心、呕吐、腹痛、腹泻、皮肤淤点、淤斑、颈项强直、脑膜刺激征阳性等。根据疾病的临床表现，可将人感染猪链球菌病分为普通型、休克型、脑膜炎型、混合型四类。

①普通型：起病较急，临床表现为畏寒、发热、头痛、头昏、全身不适、乏力、腹痛、腹泻等症状，无休克、昏迷。外周血白细胞计数、中性粒细胞比例升高。

②休克型：起病急骤，临床表现为高热、寒战、头痛、头

昏、全身不适、乏力，部分出现恶心、呕吐、腹痛、腹泻，皮肤出血点、淤点，淤斑常见，血压下降，脉压差缩小。

③脑膜炎型：起病急，有发热、畏寒、全身不适、乏力、头痛、头晕、恶心、呕吐（可能为喷射性呕吐），重者可出现昏迷。皮肤少见出血点、淤点、淤斑，无休克表现。脑膜刺激征阳性，脑脊液呈化脓性改变。

④混合型：在中毒性休克综合征的基础上，出现化脓性脑膜炎表现。

（4）诊断标准

流行病学接触史是诊断人感染猪链球菌病的重要依据。

①疑似病例：符合下列几项条件者可诊断为疑似病例。

a. 发病前 7 日内有与病死猪、羊等动物的接触史，如宰杀、洗切加工等；

b. 急性起病，有发热、畏寒，伴头痛、头昏、全身不适、乏力、腹痛、腹泻、昏迷等全身中毒症状；

c. 血白细胞计数升高（严重患者发病初期白细胞可降低或正常），中性粒细胞比例升高。

②临床诊断病例：发病前 7 日内有与病死猪、羊等密切接触史，并具备以下任一项条件者可诊断为临床病例。

a. 血压下降，成人收缩压在 90mmHg 以下，并伴有下列两项或两项以上的表现：肾功能不全；凝血功能障碍；肝功能不全；急性呼吸窘迫综合征；全身淤点、淤斑；软组织坏死、筋膜炎、肌炎、坏疽等；

b. 脑膜刺激征阳性，脑脊液化脓性改变。

③确诊病例：疑似病例或临床诊断病例的全血、脑脊液或尸检组织等无菌部位标本经纯培养后得到菌落，经形态学、生化反应和 PCR 方法等检测猪链球菌特有的种属和毒力基因，鉴定为猪链球菌。

（5）治疗原则

早发现、早诊断、早治疗；隔离治疗。治疗方法包括一般治疗、病原治疗、抗休克治疗、DIC 治疗等。

经过治疗，病例达到以下条件方可出院：

①全身中毒症状、休克表现、脑膜炎表现等消失；

②体温正常 3 天；

③外周血常规检查恢复正常。

（6）预防控制要点

人感染猪链球菌病的传染源一般比较明确，其预防控制措施以降低猪发病，减少与病、死猪等动物的接触为主。

①健康教育

通过宣传教育使生猪宰杀和肉品加工人员认识到接触病、死猪的危害，杜绝宰杀病、死猪行为；提高养猪户、宰杀工作人员识别猪病的能力。告诫群众不要购买、食用病、死猪肉。

②生猪免疫接种

在链球猪病流行高峰前，给生猪接种猪链球菌菌苗。要根据当地猪病流行的主要菌株，选择针对性菌苗，由兽医部门统一接种，确保接种质量和成功率。

③生猪预防服药

有链球菌猪病疫情的地区，可给予病猪同一圈内的健康猪预防服药，有效减少生猪疫情；无生猪疫情的地区不提倡预防服药，以防耐药菌株产生。

④生猪检疫与宰杀管理

实行生猪集中宰杀制度，统一检疫；加强宰杀工作人员的管理，严禁宰杀病、死猪；加强上市猪肉的检疫与管理，禁售病、死猪肉。

⑤生猪疫情监测

建立、健全生猪疫情报告制度，发现生猪疫情及时强化预防控制措施。

**人感染猪链球菌病诊断实例**

2005年7月11日，四川省资阳市某区疾控中心接到资阳市第三医院一例疑似“血热”病例报告，7月12日区疾控中心进行流行病学调查中发现数例相似病例，遂向市疾控中心报告，市疾控中心调查、取样报省疾控中心。7月15日经省卫生厅组织省疾控中心、省级医院会诊后，疑与死猪有关，以“不明原因疾病”立即上报卫生部。7月16日，卫生部专家到疫源地调查，7月22日在实验室分离、鉴定病原的基础上确定该病为人感染猪链球菌病。

⑥疫点疫区消毒处理

病家及其庭院、猪舍等地，以含氯消毒液喷洒消毒；病人的排泄物、呕吐物与含氯消毒剂混匀消毒，其容器以消毒剂浸泡处理。对病死猪应就地深埋或焚烧，禁止抛入河、沟、塘等水体。深埋病死猪时，要用有效消毒剂喷洒尸体表面，并用浸有0.2%过氧乙酸的棉球塞住口、鼻、耳等处，要求深度达2m，坑底铺一层漂白粉或生石灰，且远离饮用水源5m以上。病人尸体应消毒后火化。

⑦有明确暴露史者可在专业人员指导下预防服药。

## 小结：

新发传染病分三类：

1. 早已知道的疾病中发现了新的病原体；

2. 人间可能早已存在的传染病，但近年才被发现和认识，并发现了相应的病原体；

3. 既往人类中不存在的、新出现的传染病病原体。这些疾病的共同特点都与环境、动物或昆虫接触有关，病情凶险，目前无特异治疗方法是其特征，所以人类接触环境及动物的控制是目前控制新发传染病的有效方法。

# 参考文献


1. 张平主编．新时期疾病预防控制与应急救援．北京：人民日报出版社，2005.

2. 王陇德主编．现场流行病学案例与分析．北京：人民日报出版社，2006.

3. 河北省卫生厅卫生应急办公室编写．河北省突发公共卫生事件应急处置流程．2006.

4. 张亚平主编．重大传染病农村社区防控．北京：北京大学医学出版社，2005.

5. 王陇德主编．卫生应急工作手册．北京：人民日报出版社，2006.

**图书在版编目（CIP）数据**

突发传染病事件紧急救援手册/国家减灾委员会办公室编．—北京：中国社会出版社，2009.6

（突发公共事件紧急救援系列丛书）

ISBN 978－7－5087－2571－0

Ⅰ．突…　Ⅱ．国…　Ⅲ．传染病防治—手册　Ⅳ．R183－62

中国版本图书馆 CIP 数据核字（2009）第 045788 号

---

**书　　名：** 突发传染病事件紧急救援手册
**编　　者：** 国家减灾委员会办公室
**策划编辑：** 王紫千　杨春岩
**责任编辑：** 张　莉　王晓燕　逄玉静

---

**出版发行：** 中国社会出版社　　邮政编码：100032
**通联方法：** 北京市西城区二龙路甲 33 号
电话：编辑部：（010）66078622　（010）66061704
邮购部：（010）66060275
销售部：（010）66080300　传真：（010）66051713
（010）66051698　电传：（010）66080880
**网　　址：** www.shcbs.com.cn
**经　　销：** 各地新华书店

---

**印刷装订：** 北京华创印务有限公司
**开　　本：** 145mm×210mm　1/32
**印　　张：** 4
**字　　数：** 73 千字
**版　　次：** 2010 年 7 月第 1 版
**印　　次：** 2014 年 3 月第 8 次印刷
**定　　价：** 10.00 元